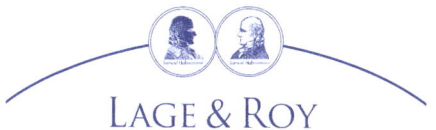

LAGE & ROY

Dieses Buch widmen wir
in Liebe und Dankbarkeit
unserem Vater und Schwiegervater
Dr. med. dent. Hans Lage

Ravi Roy
Carola Lage-Roy

HOMÖOPATHISCHER RATGEBER

Zähne

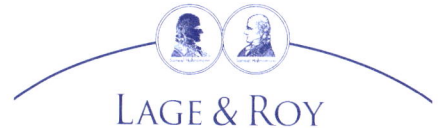

LAGE & ROY

Impressum: Homöopathischer Ratgeber HR 11
„Zähne"
von Ravi Roy und Carola Lage-Roy
Mit Beiträgen von Dr. med. dent. Anna Heiss (S. 39),
Torsten Herting (S. 42) und
Dr. med. dent. Margit Motzko-Schölß (S. 55)

© Lage & Roy Verlag für homöopathische Literatur
Burgstraße 8 · D-82418 Riegsee-Hagen
Tel.: 08841/4455 · Fax: 4298
E-Mail: verlag@lage-roy.de · www.lage-roy.de

1. Auflage 1996
2. Auflage 2001
3. Auflage 2005
4. Auflage 2007
5. Auflage 2008
6. Auflage 2010
7. Auflage 2011
8. Auflage 2013
9. Auflage 2016
10. Auflage 2017
11. Auflage 2019
12. überarbeitete Auflage 2023

Alle Rechte beim Verlag: Lage & Roy, Riegsee-Hagen
ISBN: 978-3-929108-11-8

Inhaltsverzeichnis

Editorial

Zahnprobleme sind heute leider etwas Selbstverständliches geworden. Inzwischen leiden 98% unserer Bevölkerung an Zahnverfall oder Zahnbetterkrankungen, und im Laufe seines Lebens gibt der Bundesbürger durchschnittlich € 14.000 für Zahnbehandlungen aus. (Stand 2021, Quelle: KZB/Jahrbuch 2022)
Zahnzerfall ist jedoch keine natürliche Alterserscheinung, und vor allem sollten nicht schon Kinder und junge Menschen damit gezeichnet sein.
Unter einem großen Teil der Patienten herrscht große Hilflosigkeit, die bis zu einer passiven Opferhaltung gegenüber dem Zahnarzt führen kann. Dann wird der Zahnarzt weniger als Heiler, sondern vielmehr als Komplice und Kosmetiker gesehen, der mithelfen soll, die Auswirkungen einer degenerierten Lebensweise zu überdecken. Doch unter den Patienten breitet sich eine immer größer werdende Unzufriedenheit aus. Dadurch wird den Zahnärzten die Notwendigkeit vor Augen geführt, hier etwas zu ändern, und es gibt ihnen auch den Mut, die neue ganzheitliche Zahnmedizin in ihre Praxen einzuführen. Immer mehr Zahnärzte legen inzwischen großen Wert darauf, ihre Patienten über prophylaktische Maßnahmen aufzuklären.

Dieser Ratgeber soll dazu dienen, Ihnen einige der wichtigsten homöopathischen Möglichkeiten in der Zahnheilkunde in Kürze darzustellen. Dabei sind es die Zahnärzte selber, die als erste von den Auswirkungen einer sanften und umweltfreundlichen Zahnheilkunde gesundheitlich profitieren. Untersuchungen haben ergeben, daß amalgamverarbeitende Zahnärzte eine bis zu 40mal höhere Quecksilberbelastung im Gehirn haben als die Normalbevölkerung. Dies mag auch der Grund dafür sein, daß die Zahnärzte die höchste Selbstmordrate unter allen Berufen aufweisen, und die Zahl der Suchterkrankungen sehr hoch ist. In der Homöopathie sind diese krankhaften Persönlichkeitsveränderungen aus dem Arzneimittelbild von Mercurius (= Quecksilber) bekannt.

In der Praxis hat sich eine Zusammenarbeit zwischen Heilpraktikern, Homöopathen und Zahnärzten als äußerst effektiv für den Patienten herausgestellt.
Die Autoren danken den Zahnärzten Dr. Anna Heiss, Torsten Herting und Dr. Margit Motzko-Schölß ganz herzlich für ihre äußerst wertvollen Beiträge in diesem Ratgeber sowie dem Zahnarzt Dr. Norbert Riedl für seine konstruktiven Anmerkungen.
Der unmittelbare Wert der Homöopathie liegt in der Tatsache, daß sie das Bewußtsein verfeinert. Sie hilft dem Menschen, nicht mehr gegen sich bzw. die Natur zu

arbeiten, sondern sowohl seine Schwachstellen zu verrringern oder zu beseitigen als auch seine guten Anlagen zu stärken.

Die Zahnheilkunde ist einer der letzten Bereiche der Schulmedizin, für den es wünschenswert wäre, wenn sich auch hier der ganzheitliche Aspekt mehr durchsetzen würde. Die Zähne sind nicht isoliert vom gesamten Körper als reine Eßwerkzeuge, Kommunikationsorgane oder Zierde zu betrachten, sondern stehen in einer engergetischen Beziehung zum übrigen Körper und dem seelischen Befinden des Menschen. Heute ist zum Beispiel bekannt, daß schwelende Entzündungen im Kiefer auf andere Körperbereiche ausstrahlen und Symptome hervorrufen können, die sich als äußerst therapieresistent erweisen, sofern man die Zähne nicht in die Behandlung mit einbezieht. Eiterherde an den Zähnen sind Störfelder und können Krankheiten wie Migräne, Gallenblasenentzündungen und Rheuma auslösen. Nicht die Zähne allein sind jedoch „schuld" an Unpäßlichkeiten. Sie sind nur ein Ausdruck unserer Lebensweise, unserer Einstellung dem Leben gegenüber und weniger die Ursache von Krankheiten. Die Lösung liegt daher in der Regel nicht darin, den Patienten rein meachanisch zahnärztlich zu versorgen, z.B. einen Eiterherd operativ zu entfernen oder einen Zahn zu ziehen, sondern nach tieferliegenden Ursachen zu forschen. Wenn man hier mit dem richtigen homöopathischen Mittel ansetzt, welches den Gesamtzustand des Menschen erfaßt, so können durchaus viele schmerzhafte sowie zeit- und kostenaufwendige Eingriffe vermieden werden. Vom ganzheitlichen Prinzip her ist es daher sehr empfehlenswert, bei Zahnproblemen auch den Homöopathen zu Rate zu ziehen.

Es ist heute jedem bekannt, wie wichtig eine naturbelassene Nahrung für die Gesundheit der Zähne und des ganzen Körpers ist. Sie schafft die Voraussetzung für ein ausgeglichenes Bakterienmilieu im Mund, wodurch die Zähne gesäubert und vor Karies geschützt werden. Außerdem stärkt sie insgesamt das Immunsystem. Doch in unserer Zeit lauern überall die Verführungen in Form von denaturierter Fertigkost und Schleckereien zwischen den Mahlzeiten, die es einem erschweren, bei seinen guten Vorsätzen für ein gesundes Leben zu bleiben.

Hier kann die Homöopathie dem Menschen helfen, zu sich zu stehen und seinen Willen zu stärken. Sie motiviert den Menschen, diszipliniert seine Erkenntnisse über die richtige Ernährung und Mundhygiene in die Praxis umzusetzen.

Das bedeutet Mundhygiene im eigentlichen Sinne. Doch die beste Mundhygiene nützt wenig bei schlechten Erbanlagen, bei Dauerausscheidung von Quecksilberdämpfen aus Amalgamfüllungen und einem durch Impfungen geschädigten Immun- und Lymphsystem. Hier ist die Homöopathie von unschätzbarem Wert.

Homöopathische Kariesprophylaxe

Schlechte Zähne sind zivilisationsbedingte Krankheiten. Das beweisen die hervorragenden Gebisse von Naturvölkern, solange sie nicht zu sehr mit unserem degenerierten Lebensstil in Kontakt kommen. Historisch betrachtet konnte sich die Karies bei uns ab dem 17. Jh. ausbreiten, als zum ersten Mal weißer (raffinierter) Zucker in größeren Mengen und zu erschwinglichen Preisen nach Europa importiert wurde.

– Sollten Sie als Kaffeetrinker nachts unter starker Trockenheit des Mundes leiden, können Sie eine Gabe **Coffea cruda C 200** (2-3 Globuli) nehmen.

– Zudem hat sich die **Chakrablüten Essenz aus dem Niembaum** bei der Regulierung des Speichelflusses bewährt.

Verminderter Speichelfluß fördert Karies, weil die Zähne dann nicht mehr geschützt sind. Kaubewegungen stimulieren die Speicheldrüsen und kräftigen das Gebiß. Geben Sie daher Ihren Kindern Nahrungsmittel, die zum Kauen anregen.

Zum einen schädigen vergiftete und naturentfremdete Nahrungsmittel unseren Körper, zum anderen stecken in unseren Genen aber auch noch die Ursachen der Krankheiten unserer Vorfahren inklusive der zu Schaden führenden Behandlungen. Keine Sorge, die Homöopathie und die Chakrablüten Essenzen vermögen tiefgründig auf diese krankmachenden Ursachen zu wirken!

Kariöse Zähne werden dem *syphilitischen Miasma* zugeordnet: Dieses Miasma deformiert und zerstört Gewebe, sogar das härteste Gewebe im Körper, den Zahn. Früher wurde Quecksilber in massiver Dosierung zur Therapie der Syphilis verordnet, was zur Folge hatte, daß die Vergiftungserscheinungen schlimmer als die Krankheit selber waren. Die zerstörerischen Auswirkungen dieses Metalls können auch nachfolgenden Generationen noch in den Knochen, Genen und Zähnen stecken. Heute belegen wissenschaftliche Untersuchungen an Mutterschafen und Lämmern, daß Quecksilber intrauterin an den Embryo abgegeben wird. Deswegen sollten Frauen ihre alten Amalgamfüllungen möglichst vor der Schwangerschaft und Stillzeit entfernen lassen. Es ist sehr günstig, schon vor einer Schwangerschaft mit der Homöopathie zu beginnen und die antimiasmatische Behandlung während der Schwangerschaft weiterzuführen. Trotzdem wird immer wieder die Frage gestellt, ob man sich in der Schwangerschaft homöopathisch behandeln lassen sollte? Unbedingt! – Es ist sogar der beste Zeitpunkt für Mutter und Kind. In der Heilung von genetisch bedingten Krankheiten liegt ja gerade der Segen dieser Therapie.

Natürlich trägt auch eine zuckerarme, vollwertige, nach den Bedürfnissen der Mutter ausgerichtete Ernährung mit zum Aufbau eines gesunden Körpers bei, aber das alleine reicht bei einer starken erblichen Belastung nicht aus, um gesunde Zähne zu gewährleisten. Manchmal fehlt Eltern auch das Wissen zur Zahnpflege, Kariesentstehung und Ernährung.

Die Zähne werden schon sehr früh, in der 6.-12. Schwangerschaftswoche, angelegt und im 5. Monat mineralisiert. Sie entwickeln sich also in der gleichen Phase wie Gehirn, Herz und Augen. Daher beginnt die Kariesprophylaxe bei Kindern schon in der Schwangerschaft. Wir haben uns an den Gedanken gewöhnt, daß die Zähne spätestens ab der Lebensmitte oft durch falsche ersetzt werden und eben nicht, wie eigentlich vorgesehen, uns bis zu unserem Lebensende erhalten bleiben. Ist Zahnverfall wirklich unabänderlich? Schon das Neugeborene kann mit Zahnproblemen behaftet sein, z.B. kann ein Kind mit Zähnen geboren werden, oder es bekommt sehr früh, bereits mit 3-4 Monaten, Zähne (normal 6.-7. Monat). Diese Tatsachen zeigen dem Homöopathen, in welcher Richtung (Miasma) der Säugling erblich belastet ist. Im Extremfall faulen die Zähne noch im Kiefer, bevor sie durchkommen, brechen mit gelbbraunen und schwarzen Stellen durch und werden später ganz schwarz. Daß die Zähne braun durchbrechen, kann in seltenen Fällen auch an einer in sehr frühen Jahren erfolgten Antibiotika Einnahme sowie quecksilberhaltigen Impfungen liegen.

Bei verfrühter Zahnung liegt das syphilitische Miasma zugrunde.

– Unter dem Einfluß der Nosode **Syphilinum** (nicht unter C 200) wird das Miasma positiv angegangen. Als sichtbarer Beweis kann sich das Zähnchen sogar wieder unter das Zahnfleisch zurückziehen.

– Trinkt die schwangere Frau noch gerne Kaffee, dann sollte sie einmal täglich 3 Globuli **Coffea tosta** zu sich nehmen sowie die **Leberchakra Essenz**.

Zahnung

Während der Zahnung ist der Säugling anfälliger für akute Krankheiten. Es zeigen sich auch seine konstitutionellen Schwachstellen wie Verdauungsstörungen, Schlaflosigkeit, Blähungen (siehe auch HR 9 „Das Baby").

Die Kinder möchten zu Beginn der Zahnung auf etwas Hartem (altes Brot oder Veilchenwurzel) beißen, die Zahnleiste verdickt sich, der Zahn schimmert weiß durch, der Speichelfluß ist vermehrt, und der Säugling sabbert. Später können die Schmerzen das Saugen unmöglich machen. Die Zahnung kann aber auch völlig unproblematisch verlaufen. Bei der nachfolgenden Besprechung der Zahnungsmittel wird gleichzeitig auf die damit verbundene Kariesprophylaxe hingewiesen. Eine homöopathische Unterstützung der Zahnung baut also gleichzeitig auch immer einen Schutz vor Karies auf.

Die praktische Anwendung der Kariesprophylaxe

Es werden hier einige der wichtigsten Mittel bei frühzeitiger oder schnell fortschreitender Karies aufgeführt. Bis auf Sepia, Mercur, Staphisagria, Fluoricum acidum, Medorrhinum, Thuja und Syphilinum, die nur als Konstitutionsmittel – also in höheren Potenzen – zur Kariesprophylaxe eingesetzt werden, können alle anderen besprochenen Mittel sowohl als Konstitutionsmittel als auch als Aufbaumittel verabreicht werden.

Das Konstitutionsmittel wird in höheren Potenzen (LM6 und höher) einmal täglich, 2-3 Tropfen auf etwas Wasser, verabreicht. Bevor Sie das Mittel einnehmen, schütteln Sie das Fläschchen zehnmal kräftig. Setzen Sie das Mittel ab, wenn Sie sich körperlich oder geistig nicht wohl fühlen.

Die Nosoden werden nur alle 3-7 Tage wiederholt. Wir beginnen in der Regel mit der LM 30-Potenz. Nach einigen Monaten kann man höher gehen. Geben Sie 2-3 Tropfen auf etwas Wasser. Bevor Sie das Mittel einnehmen, schütteln Sie das Fläschchen zehnmal kräftig. Setzen Sie das Mittel ab, wenn Sie sich körperlich oder geistig nicht wohl fühlen.

Das am besten passende Substitutions- oder Aufbaumittel wird in niedriger Potenz (D3 bis D6) 2 - 3mal täglich (1-2 Tabletten) gegeben. Es ist günstig, die karieshemmenden, potenzierten Mineralien in einem bestimmten Rhythmus zu wechseln – so kann es niemals zu einer Überdosierung kommen. Zum Beispiel 4 Wochen Calc-carb. D3, 4 Wochen Calc-fluor D3 etc. Das Konstitutionsmittel unterstützt die Wirkung der Aufbaumittel und wird gleichzeitig gegeben.

Bei den niedrigen Potenzen schmeckt man die Mineralsalze noch durch. Lassen Sie Ihr Kind selber schmecken, welches Mineralsalz ihm am besten gefällt, da Kinder oft das richtige Gespür für das haben, was ihnen fehlt. Geben Sie dann so lange das entsprechende Mineralsalz, bis ihr Kind nach einem anderen verlangt.

HINWEIS
Für Kinder unseres Zeitalters sind potenzierte Calciumgaben auch ein gewisser Schutz vor der allgemein herrschenden radioaktiven Verstrahlung (siehe Homöopathischer Ratgeber „Schutz vor Strahlenbelastung, Radioaktivität und Sonne").

Kariesprophylaxe bei Säuglingen

Wenn Sie Ihr Kind vor Karies schützen möchten, besteht die sicherste Methode darin, ihm überhaupt keinen weißen Zucker zu geben, statt dessen viel harte Nahrungsmittel zum Beißen. Der enorme Zuckerkonsum fördert die Sucht nach noch mehr Süßem und hebt außerdem die Aggressionsbereitschaft. Doch woran liegt es, daß ein Mensch, der viel Süßes zu sich nimmt, keine Karies bekommt und ein anderer, der Süßes meidet, an Karies leidet? Schon im Jahr 1958 entdeckte der kalifornische Zahnarzt Ralph Steinmann bei Ratten, daß Streß das Verlangen nach Zucker erhöht. Die Ratten bekamen trotz zuckerreicher Ernährung nur dann Karies, wenn sie keinen Auslauf und keine Bewegungsfreiheit hatten.

Mit der Homöopathie kann man Karies eindämmen, indem man lernt, besser mit sich umzugehen, sich so zu akzeptieren, wie man ist, dadurch muß man nicht mehr Zucker als Liebesersatz konsumieren. Natürlich läßt sich der Umweltstreß nicht völlig vermeiden, aber man sollte im privaten und beruflichen Bereich sensibler auf die Vorboten des Stresses reagieren. Die Neigung zu Karies muß nicht immer angeboren sein, sondern kann durch das heutige belastete Leben erworben werden. Man sollte auf vielen Gebieten auf der Hut vor schleichender Zerstörung sein. Wenn man nicht bewußt gegen den "Zahn der Zeit" arbeitet, bleibt später von den eigenen Zähne nicht mehr viel übrig. Hier setzt die Homöopathie an: vorbeugend und heilend. Bei Karies im Erwachsenenalter kommen dieselben Mittel wie für Kinder in Frage.

Die Mittel **Kreosot**, **Staphisagria** und **Syphilinum** kommen für frühzeitige Karies bei Säuglingen in Frage.

Das **Kreosot**-Kind leidet unter furchtbaren Schmerzen bei der Zahnung. Man erkennt es deutlich an der stark geschwollenen, blau verfärbten Zahnleiste. Nur durch Herumtragen und zärtliches Streicheln können ihm die Schmerzen, die ihm das Saugen an der Brust erschweren, erträglich gemacht werden. Seine auffällig dicken Zähne stehen keilförmig zueinander. Primär wird das Dentin angegriffen und erweicht. Es bilden sich große Löcher, die den Zahn von innen aushöhlen, wobei der Schmelz an manchen Stellen noch vorhanden sein kann. Die Zähne können schon vor dem Ausbrechen angegriffen sein oder bald danach verfaulen.

Beim **Staphisagria**-Kind haben wir genau den entgegengesetzten Lokalbefund. Hier ist der Schmelz angegriffen. Erst nach Jahren frißt sich die Karies langsam in das Dentin. Es kann bei der Zahnung leicht mit **Chamomilla** verwechselt werden, da es genauso reizbar wird, wenn es keine Zuwendung erfährt und getragen werden möchte. Aber beim Chamomilla-Kind ist eine Backe rot, die andere blaß. Wenn frühzeitig Staphisagria gegeben wird, kann es die Ausbreitung der Karies auf das Dentin verhindern, es können sogar die schwarzen Flecken auf dem Schmelz verschwinden.

Auch **Syphilinum** vermag den Zahnschmelz zu regenerieren. Bei Kindern, die dieses Mittel brauchen, erscheinen die Zähne bereits mit drei oder vier Monaten. Die Kinder sind Frühentwickler. Sie fangen früh an zu laufen und zu sprechen.

Kariesprophylaxe bei Kindern und Erwachsenen

Calcium carbonicum
Aufbau- und Konstitutionsmittel
Potenzen: D3 - D12, LM6 und höher

Beim Calcium-carbonicum-Kind brechen die Zähne erst sehr spät und langsam durch. Das Kind erkennt man an seinem großen Kopf, den offenen Fontanellen, dem Kopfschweiß, der auf dem Kopfkissen einen feuchten Fleck hinterläßt. Dem Calcium-Kind fehlt es an innerer Struktur. Es braucht etwas, um seine Form zu finden wie die Auster, die die harte Schale benötigt. Alles an ihm ist weich und rund. Findet dieses Kind keine Geborgenheit im Elternhaus, wird es schwach und gedeiht nicht richtig. Es kann seine Schwächen nur zeigen, wenn eine Vertrauensbasis vorhanden ist. Das Calcium-Kind fühlt sich nur in der vertrauten Umgebung wohl, es klammert sich an die Mutter und hat Angst, das traute Heim zu verlassen, um in den Kindergarten oder in die Schule zu gehen. Das Calcium-Kind liebt das Weiche – weiche Kuscheltiere, weich gekochtes Essen, am liebsten Brei, weich gekochte Eier. Ihm fehlt die Möglichkeit, Kalk im Körper einzulagern, und es hat ein starkes Verlangen nach allem, was Kalk enthält: Kreide, Wandkalk, Blumentopferde.
Es trinkt literweise Milch, um seinen Kalkbedarf zu decken, wobei es das Calcium aus der Kuhmilch schlecht verwerten kann, was sich auch in allergischen Reaktionen von Haut und Darm äußern kann. Bei einer Kuhmilchallergie besteht

die Lösung des Problems nicht darin, die Milch einfach wegzulassen, sondern die Allergie zu heilen. Diese Kinder können machmal das Calcium aus der Ziegenmilch besser aufnehmen. Gute Erfahrungen konnten auch mit einer Mischung je zur Hälfte aus Kuh- und Ziegenmilch gemacht werden.

Das Kind lernt sehr spät laufen und läßt sich nicht nur aus Bequemlichkeit, sondern auch aus wirklicher Schwäche gerne tragen, weil sein Knochengerüst schwach ist. Die Kinder können z.B. nicht einen Berg hinaufgehen, wohl aber hinunterlaufen. Jedoch lassen sie sich auch gerne bergab tragen. Wenn der Calcium-Mensch erst einmal eine stabile Form gefunden hat, möchte er immer dabei bleiben; routinemäßig Arbeiten gefallen ihm. Er braucht unbedingt einen geordneten regelmäßigen Tagesrhythmus.

Zahnbefund: *Die Zahnung ist erschwert und schmerzhaft. Der Kiefer ist normal entwickelt, aber die bleibenden Zähne finden häufig nicht ihren richtigen Platz, da die Milchzähne nicht rechtzeitig ausfallen. Die Karies beginnt häufig am Zahnfleischrand.*

Calcium phosphoricum
Aufbau- und Konstitutionsmittel
Potenzen: D3 - D12, LM6 und höher

Bei diesem Mittel gehen das Beständige von Calcium und das Auflösende von Phosphor eine Verbindung ein. Das Calcium-phos-Kind kann nicht lange bei einer Sache bleiben. Es ist künstlerisch begabt und versucht, das Alte in eine neue Form zu bringen. Es braucht die Abwechslung, sonst wird es müde oder krank. Sobald Bewegung da ist, geht es ihm gut, im Gegensatz zu Calc-carb. Wenn z.B. die Schule zu lange dauert, bekommt es Kopfschmerzen. Sein Körperbau ist feingliedriger als bei Calc-carb. Doch auch hier kennen wir die verspätete Zahnung. Das Calcium phos.-Kind knabbert gerne an etwas herum, z.B. nagt es mit großer Gründlichkeit Hähnchenbeine ab. Es ist nicht so ein ausgesprochener Fleischesser wie Calc. carb., mag aber gerne Geräuchertes, Speck, Knochenmark und knorpeliges, fettes Fleisch. Calc-phos. hat einen schwach entwickelten Brustkörper (Hühnerbrust) und vorstehende Schulterblätter (Engelsflügel). Es ist hochaufgeschossen und leidet wegen seines Calcium phosphoricum Mangels unter Wachstumsschmerzen in den langen Röhrenknochen.

Zahnbefund: Im Oberkiefer finden wir einen Engstand, wobei häufig der Gaumen sehr hoch ist. Die Zähne stehen schief und übereinander, besonders die oberen Dreier (Eckzähne) wollen nicht durchbrechen bzw. bleiben zur Hälfte im Kiefer hängen. Die Karies schreitet sehr schnell fort.

Calcium fluoratum

Aufbau- und Konstitutionsmittel
Potenzen: D3 - D12, LM6 und höher

Die Verbindung von Fluor, dem beweglichen Aspekt, und Calcium, dem beständigen Element, führt zu einer Beweglichkeit, die immer die Form hält. Die Kinder sind die geborenen Ballettänzer, Eiskunstläufer etc. Sie lieben Tai Chi, Judo, Yoga oder Karate und sind sehr gelenkig. Sie leiden unter schwachen Bändern oder können eine schiefe Nase haben.

Zahnbefund: Die Zähne sind kreideweich und stehen vor. Sie sind besonders im Unterkiefer fächerförmig angeordnet, d.h. zwischen den Zähnen befinden sich Lücken, die zum Zahnfleisch hin größer werden. Die Karies wird gefördert durch angeborene Schmelzdefekte mit weißen Flecken, Karies bildet sich besonders auf der Krone. Die Zähne brechen auch ohne Karies ab. Die bleibenden Frontzähne sind tonnenförmig oder halbmondförmig. Die Kaufläche ist gesägt. Die Zahnfarbe ist matt, mit einem Stich ins Graue.

Fluoricum acidum, auch als Acidum fluoricum bezeichnet

Aufbau- und Konstitutionsmittel
Potenzen: D3 - D12, LM6 und höher

Fluor kommt in der Natur allein nicht vor. Es braucht eine Verbindung (Fluorsäure oder Calc-fluor.). Diese Verbindung ist dann richtig hart und fest. Genauso ist es mit dem Calcium-fluoricum-Menschen. Er ist ein vitaler Mensch, aber ohne eine Verbindung mit einem geliebten Menschen bedeutet ihm sein Leben nichts. Ihm steht zwar viel Kraft, Energie und Lebendigkeit zur Verfügung. Er kann aber nicht für sich allein existieren und investiert sehr viel Kraft und Ausdauer in eine

Partnerschaft. Er strebt eine harmonische Verbindung an. Sobald diese einmal aufgebaut ist, hat sie eine Stärke, die durch nichts zu erschüttern ist. Bekommt er diese Verbindung nicht, wird er aggressiv. Er haßt Menschen, mit denen er keine harmonische Beziehung aufbauen kann. Wenn z.b. seine Geschwister bei etwas nicht mitmachen oder ihn stören, kann er richtig aggressiv werden, bis hin zum Haß. Hier äußert sich das syphilitische Miasma, das Zerstörerische in ihm.

Das große Energiepotential führt dazu, daß sich dieser Typ leicht überschätzt. Er hat z.b. überhaupt kein Zeitgefühl; wenn alle anderen schon erschöpft sind, arbeitet Fluor. acidum immer weiter. Es ist für ihn lebensnotwendig, ständig in Bewegung zu bleiben, nur vergißt er manchmal, seine Batterien wieder aufzuladen, und er fällt dann in einen Erschöpfungszustand. Es sind abenteuerliche Menschen, ein 'Hans Dampf in allen Gassen'. Sie kommen, wo eine interessante Arbeit wartet, sind aber dabei mit ihren Gedanken ganz woanders. Dies ist auch der Grund, weshalb sie ihre Einkäufe im Geschäft liegen lassen. Sie vergessen generell sehr viel. Die Kinder machen Fehler in der Schule, vor allem in Mathematik und Grammatik. Sie können nicht rechts von links unterscheiden und daher auch in der Grammatik nicht erkennen, was richtig oder falsch ist. Hier hat Calc-fluor. keine Probleme, er muß nur kurz überlegen, und dann ist die Sache für ihn klar. Die Fluor-Menschen brauchen reichlich zu essen, da sie viel Energie verbrennen. Sie haben auch oft die schiefe Nase wie Calc-fluor.

Zahnbefund: fächerförmig, schlechter Zahnschmelz (angeboren).

Mercurius solubilis
Konstitutionsmittel
Potenz: LM6 und höher

Der Mercur-Mensch ist am penetranten Mundgeruch, der gelbschmutzigen oder geschwollenen schlaffen Zunge und dem Speichelfluß zu erkennen. An den Zungenrändern sind die Abdrücke der Zähne sichtbar. Auch die Zähne verfärben sich gelblich oder schwärzlich.

Zahnbefund: Dentin und Zahnzement bleiben erhalten, aber der Zahnschmelz ist weg, besonders die Zahnkrone ist schwarz verfärbt.

Silicea

Aufbau- und Konstitutionsmittel
Potenzen: D3 - D12, LM6 und höher

Zahnungs- und Kariesmittel. Silicea-Kinder haben eine gute Auffassungsgabe, sie sind intelligent, aber es fehlt ihnen an Standhaftigkeit und Durchsetzungs- vermögen. Sie sind ängstlich und geben bei Schwierigkeiten leicht auf. Es sind sehr verfrorene Menschen, sie brauchen viel Wärme und tragen gern eine Mütze. Auffällig ist auch der starke Fußschweiß, den man auf keinen Fall mit Deodorants unterdrücken sollte.
Weitere Zeichen für einen Kieselsäuremangel sind:
– weiße Flecken auf den Fingernägeln
– brüchige Fingernägel
– schlecht heilende Wunden
– schmerzhafte Narben
– Fistelbildung
Silicea wird von Selbstzweifeln geplagt. Es sind von Natur aus fröhliche, lie- benswürdige, umgängliche Kinder mit sonnigem Temperament – man muß sie einfach gern haben! Sie haben aber immer das Gefühl, daß ihre Leistung nicht ausreicht. Es fehlt ihnen die Standhaftigkeit der Kieselsäure, welche sich im Körper durch seitliche Verbiegung (Skoliose) der Wirbelsäule ausdrückt. Sie geben sich beim Lernen die größte Mühe, fühlen sich aber niemals fähig genug, eine Sache abzuschließen und etwas Neues anzufangen, d.h. ihr Wissen in die Praxis umzusetzen.

Zahnbefund: Zahnhalskaries, fächerförmige Zähne, rauher Zahnschmelz mit einem halbmondförmigen weißen Fleck.

Medorrhinum

Konstitutionsmittel, Nosode
Potenz: LM30 und höher

Wenn eine Gonorrhoe in der Familiengeschichte vorgekommen ist.

Zahnbefund: kreideweiche Zähne, die oft ohne Kariesbefall wegkrümeln.

Sepia
Konstitutionsmittel
Potenzen: LM6 und höher

Sepias Grundbedürfnis ist es, in Ruhe gelassen zu werden. Sie hat eine Abneigung gegen Gesellschaft, sogar gegen die eigene Familie. Das Kind hält sich wenig bei der Mutter auf. Pflichten sind ihm ein Greuel. Bei Erwachsenen kann das umschlagen in übergroßes Pflichtbewußtsein. Dieser Sonderling macht alles für sich allein, am liebsten aber kräftige Körperbewegungen, die über das normale Maß hinausgehen (Joggen im Sturm). Er schwimmt allein, geht allein auf die Berge, tanzt für sich allein etc. Wenn man Sepia unter Druck setzt, fängt sie leicht an zu weinen und läuft weg, wenn man sie trösten will.

Zahnbefund: Zahnungsmittel, schnelle Zahnzerstörung in Zusammenhang mit Anämie, besonders bei Erwachsenen, wenn der Zahnverfall plötzlich einsetzt , z.B. in der Schwangerschaft, durch das Stillen.

Syphilinum
Konstitutionsmittel, Nosode
Potenz: LM30 und höher

Zahnbefund: Karies am Zahnfleischrand (auch Thuja) große und kleinere Stücke brechen vom kariösen Zahn ab.
Die Karies geht bis zur Wurzel.

Selen
Aufbau- und Konstitutionsmittel
Potenz: D2-D4, LM30 und höher

Selen ist ein Spurenelement und wird häufiger in niedrigen Potenzen eingesetzt. Es ist unentbehrlich für Menschen, bei denen die Zähne von innen her hohl werden. Auch wenn ein Selenmangel festgestellt wurde, wie das sehr häufig bei Amalgamträgern der Fall ist, wird es in niedriger Potenz als Kariesprophylaxe und Amalgamentgiftung gegeben.

Die Fluor-Story oder wie man das Unglaubliche glaubwürdig macht

Die Story der Einführung von Fluorid als einem lebenswichtigen Element für den Organismus ist fast einmalig in der Geschichte der Vermarktungstaktik von nicht nur unnötigen, sondern sogar hochgiftigen Stoffen. Sie begann in den 30er Jahren in Amerika, als die aluminiumverarbeitende Industrie eine Verwendung für ihre Abfallprodukte, die Fluoride, suchte. Dies war kein einfaches Unterfangen, denn Fluor war schon damals als eine hochgiftige Substanz bekannt. Die Frage lautete, wie man ein Gift als etwas Lebensnotwendiges verkaufen könnte?

Calciumfluorid ist ein wichtiger Bestandteil der Zähne und schützt sie vor aggressiven Substanzen.

Es gelang der Aluminiumindustrie mit Hilfe eines von ihr gegründeten „wissenschaftlichen" Instituts (das Mellon-Institute), die Fakten über Fluor vollständig zu verdrehen. Die Mitarbeiter dieses Instituts fingen an, öffentlich zu propagieren, daß Fluoride Zahnverfall verhindern würden. Diese Behauptung wurde von der amerikanischen medizinischen Gesellschaft und der amerikanischen Ärztevereinigung vehement bekämpft, bis das Insititut im Jahre 1945 einen gewissen Doktor Cox, einen Zahnarzt, fand, der sich vor den Karren der Aluminiumindustrie spannen ließ und deren Propagandakampagne fast fanatisch unterstützte.

Innerhalb von nur drei Monaten wurde das erste Trinkwasser in Amerika fluoridiert. Es wurde einfach behauptet, daß solche geringe Mengen wie 1-3 ppm Fluor nicht schädlich, sondern therapeutisch wirken. Schließlich konnte für den nächsten strategisch wichtigen Schritt, die Durchsetzungsaktion von Fluor im Gesundheitswesen, auch ein Politiker, Frank Bull, gewonnen werden. Fortan übte dieser erfolgreich politischen Druck auf die Zahnärztevereinigung und den öffentlichen Gesundheitsdienst aus. Es wurden alle Tricks verwendet, um die Gegner der Fluoridierung als unglaubwürdig hinzustellen. Schnell fing die junge Fluorindustrie mit den neuen Fluorpräparaten wie Zahnpasten, Fluoriden etc. an zu wachsen. Das Einmalige an dieser Geschichte ist wie die Zucker- und kurz später auch die Zahnheilkundeindustrie ihren Vorteil bzw. ihre Chancen bei dieser Aktion witterten und in das gleiche Sprachrohr bliesen. Die Fluoridindustrie wurde einfach als tragender Eckpfeiler benutzt. Allein in Deutschland beträgt der Umsatz dieser drei Industrien schwindelerregende Höhen.

Die Manipulation der potentiellen Fluorkonsumenten verläuft ganz einfach: Mit Fluoriden verschafft man sich gesunde Zähne und kann dem Zuckergenuß ohne Reue frönen. Die Zuckerindustrie machte sich diese Unwahrheit zu eigen, um noch mehr Süßigkeiten zu verkaufen. Sie pflanzte in das Bewußtsein von Menschen, daß durch den Einsatz von Fluoriden Zucker die Zähne nicht mehr angreifen könne. Es sei wichtiger, die Zähne gründlich mit fluorhaltiger Zahnpasta zu putzen, anstatt die richtige Ernährung in den Vordergrund zu stellen.

Auf welche Weise greift Fluor die Zähne an?

Zu hohe Fluoridgaben bewirken die Entstehung von Fluorsäure, welche die Zähne aggressiv angreift und braun und fleckig macht. Zusätzlich kann das Krankheitsbild der „Fluorose" entstehen. Die Symptome sind Husten, Auswurf, Atemnot, erhöhte Knochenbrüchigkeit, gelegentlich mit Abmagerung. Ferner wirkt Fluor schädlich auf den gesamten Organismus, indem es eine Reihe von Krankheitszuständen auslöst oder verstärkt. Die einschneidendste Wirkung von Fluor liegt in der Beschleunigung des Alterungsprozesses. Dieses Phänomen wurde vor vielen Jahrzehnten in einem türkischen Dorf zum ersten Mal beobachtet und erforscht. Es wird „das Dorf der jugendlichen Greise" genannt. Alle jungen Einwohner des Dorfes haben braungefleckte oder braune Zähne, die älteren besitzen fast gar keine Zähne mehr. Schon im jugendlichen Alter werden die Knochen und Gelenke stark angegriffen. Mit 30 Jahren können sich die Menschen kaum noch auf den Beinen halten und benötigen einen Stock zum Gehen. Sie müssen in Bezug auf die Knochen sehr aufpassen, da diese bei einem Sturz wie Glas zersplittern. Die Frauen bringen oft im vierten Schwangerschaftsmonat Totgeburten zur Welt. Dieses unheimliche Leiden existiert seit Generationen in dem türkischen Bergdorf *Kezelcaoren*, westlich von Ankara.

Es war ein Zahnarzt, der, auf der Suche nach der Lösung des Rätsels, erstmals eine schleichende Vergiftung ahnte. Tatsächlich wurde bei der Untersuchung des Trinkwassers ein extrem hoher Fluoridgehalt festgestellt. Danach wurden auch in anderen Orten auf der Welt ähnliche Phänomene bekannt.

Die Hauptvergiftungssymptome von Fluorid

Schwächung des Immunsystems

Zähne:	weiße oder braune Flecken auf den Zähnen; Karies degenerative Wirkung auf das Skelett (Knochenfluorose)
Knochen:	Knochenbrüche; knöcherne Auswüchse (Exostosen); arthritische Veränderungen
Bindegewebe:	vorzeitiges Altern der Haut, der Arterien und anderer Gewebe (Verrunzelung) Schädigung der Erbmasse und Krebs.

Es sind schwere Folgen durch die Verwendung von fluoridhaltigen Zahnpasten, zahnheilkundlichen Pasten und Fluoridtabletten bekannt. Therapieversuche mit Fluor bei Osteoporosepatienten wurden wieder eingestellt, nachdem sich herausgestellt hatte, daß Fluor die Knochen spröde macht und die Knochenbruchgefahr erhöht.

Fluoretten

Immer wieder hat es in der Geschichte der Kariesprophylaxe Zwischenfälle gegeben, die nicht passiert wären, wenn der gesunde Menschenverstand funktioniert hätte. So kam es vor ca. 40 Jahren durch unvorsichtige Dosierung von Vitamin D, aber in der guten Absicht gesundes Knochenwachstum zu fördern, zu anomalen und irreversiblen Kalkablagerungen in der Niere. Obwohl schulmedizinisch Fluoretten als fraglich betrachtet werden, finden sie in Kombination mit Vitamin D immer noch Einsatz bei Kindern bis zum 6. Lebensjahr. Sinnvoller, da nebenwirkungsfrei und den Fluorhaushalt harmonisierend, ist es, Fluoride nach individuellen Gesichtspunkten und in potenzierter Form zu geben. Zudem versetzt es den Organismus in die Lage, Fluoride aus der Nahrung optimal zu verwerten.
– Je nach Typ entscheidet man sich für **Calcium fluor** oder **Fluoricum acidum** ab D 4. Die Arzneimittelbeschreibung finden Sie auf Seite 15.

Fluoridhaltige Nahrungsmittel
Buchweizen, Gerste, Hirse, Linsen, Bohnen, Spargel,
schwarzer Rettich, Äpfel, Roggen, Spinat, Kirschen, Zuckerrüben
(Bier, schwarzer Tee)

Wie entsteht die Abwehrschwäche?

Fluor reduziert erstens die Anzahl der weißen Blutkörperchen sowie ihre Bewegungsgeschwindigkeit.

Zweitens schränkt Fluor die Phagozyten in ihrer Tätigkeit ein. Phagozyten sind Freßzellen, die Gewebstrümmer, Fremdkörper, Mikroben und kranke oder abgestorbene Zellen aufnehmen und verdauen. Durch das Vorhandensein von Fluor schon in minimalen Mengen wird die normale Funktion der weißen Blutkörperchen umgedreht. Ferner greifen Fluoride das Collagen im Körper an und hemmen die Wirkung von Enzymen. Durch das geschädigte Collagen kommt es zu Gewebsveränderungen, wie sie auch im Alter physiologisch vorkommen. Die zellschädigende Wirkung von Fluor ist heutzutage weitgehend anerkannt.

Wie Sie sich vor einer Fluorvergiftung schützen können

Wenn Sie in einem Gebiet mit stark fluorhaltigem Leitungswasser leben, trinken Sie lieber Mineralwasser und achten Sie darauf, daß es fluorfrei ist. Mit einem Dampfdestillator ist es möglich, Fluor aus dem Leitungswasser zu entfernen. Geben Sie Ihren Kindern keine fluoridhaltigen Medikamente und seien Sie vorsichtig bei der Verwendung fluoridhaltiger Zahnpasten, besonders wenn Sie Amalgamfüllungen im Mund haben, da es die Quecksilberbelastung verstärkt.

Schäden, die durch Fluoride aufgetreten sind, können, besonders bei Kindern, durch eine homöopathische Behandlung zum größten Teil behoben werden.

Quellen:
Dr. John Yiamouyiannis: *„Früher alt durch Fluoride"*, Waldthausen Verlag, Ritterhude 2. Auflage 1991
Federspiel, Christa und Kirchhof, Wolfgang *„Lückenlos – die goldenen Geschäfte der Zahnärzte"*, Knaur-Taschenbuch, München, 1991

Wie Sie die Angst vor der zahnärztlichen Behandlung besiegen

Wer geht schon gerne zum Zahnarzt? Kaum ein anderer Berufsstand wird mit so vielen unangenehmen Vorstellungen belegt wie der des Zahnarztes. Viel zu wenig wird seine Arbeit gewürdigt und mit Dank quittiert. Tiefsitzende Ängste vor dem Zahnarzt sind weit verbreitet und in allen Altersschichten zu finden. Nicht immer sind es schlechte Erfahrungen, die zu diesen Ängsten geführt haben. Es scheint so, als ob manche Menschen fast mit diesen Ängsten auf die Welt gekommen sind. Sie gehören mit zum Grundwesen dieser Menschen. Das liegt daran, daß der Mundbereich ein sehr empfindsamer und heikler Bereich ist, über den sich die Persönlichkeit äußert. „Jemandem die Zähne zu zeigen", bedeutet Verteidigung und Feindschaft. Mit den Zähnen können wir angreifen, uns aber auch verteidigen. So wundert es nicht, wenn manche Menschen große Schwierigkeiten haben, gewissermaßen schutzlos ihrem Feind gegenüberzusitzen. Sie fühlen sich dem Zahnarzt einfach auf Gedeih und Verderb ausgeliefert.

Mit der Homöopathie lassen sich diese tiefsitzenden, oftmals schon mitgebrachten Ängste sehr gut beseitigen, und als Nebeneffekt wird sich der Patient auch in vielerlei anderer Hinsicht sicherer zeigen.

Allgemeine Behandlungsrichtlinien

Je tiefsitzender die Angst ist, desto eher muß mit der Behandlung begonnen werden. Bei einer ganz banalen Angst kann das entsprechende Mittel unmittelbar vor dem Zahnarztbesuch bzw. noch auf dem Zahnarztstuhl verabreicht werden. Hier tritt die Wirkung in der Regel augenblicklich ein, und der Zahnarzt bekommt einen ganz anderen Kontakt zu seinem Patienten.
Bei einer tiefsitzenden, alt eingesessenen Angst muß möglicherweise erst das zugrundeliegende Miasma (die familiäre erbliche Belastung) behandelt werden. Wenn das Miasma nämlich stark verwurzelt ist, kann es die Wirkung des mehr oberflächlich wirkenden akuten Angstmittels blockieren. Wenn eine tuberkulinische Belastung (Miasma) vorhanden ist, wird z.B. das Mittel **Argentum nitricum** nur das Akute beseitigen, aber nicht die Angst vollständig wegnehmen. Hier ist **Tuberculinum** als konstitutionelles Angstmittel angezeigt.

Ähnlich verhält es sich bei dem carcinominischem Miasma, wenn eine gewisse Neigung zu Krebserkrankungen in der Familie festzustellen ist. In diesem Fall ist vorher das Miasma mit dem Mittel **Carcinominum** zu behandeln. Es ist sehr wichtig bei Erwartungsängsten.

Die Dosierung

Je nach der Erfahrung des Behandlers und der spezifischen Wirkung des Mittels werden die Potenzen C6 - C30 oder höher eingesetzt. Bei einer vorherigen konstitutionellen bzw. miasmatischen Behandlung ist es empfehlenswert, mit LM-Potenzen zu arbeiten (siehe Seite 11). Dies gilt vor allem für die Mittel Calcium, Silicea, Carcinominum und Tuberculinum, wenn das seelische Element in dem Menschen stark ausgeprägt ist. Wenn die Angst sehr tiefsitzend ist, so beginnen Sie schon zeitig vorher mit der konstitutionellen Therapie. Ein akutes Mittel wirkt schnell, meist genügen zwei Tropfen oder Globuli kurz vor der Behandlung.

Calcium carbonicum – *Angstabbau durch Vertrauensgewinn*
Konstitutionsmittel
Potenzen: ab LM6

Hier haben wir es mit einem sehr ängstlichen Menschen zu tun, besonders bei den Kindern sieht man das deutlich. Sie brauchen Licht zum Einschlafen oder können abends vor lauter Angst nicht in den dunklen Keller gehen. Dieser Patient hat zwar große Angst vor dem Zahnarzt, aber man kann mit ihm reden und ihm so einen Großteil seiner Angst nehmen. Allerdings ist es nicht einfach, bis so ein Gespräch zustande kommt. Der Calcium-Mensch ist überhaupt nicht bereit, zum Zahnarzt zu gehen, weshalb Calcium auch kein akutes Mittel bei der Zahnbehandlung ist. Da entsteht eine ganz konkrete Angst im akuten Moment. Bei einem Calcium-Menschen gilt es zunächst, das Vertrauen gewinnen. Man muß ihn davon überzeugen, daß es nichts Geheimnisvolles an einer Zahnbehandlung gibt. Sie ist etwas völlig Normales. Der Calcium-Mensch braucht immer eine feste Struktur, eine gewisse Ordnung, an die er sich halten kann. Der Eingriff durch den Zahnarzt stellt eine zentrale Bedrohung für den instabilen Calcium-carbonicum-Menschen dar. Aber er ist auch bereit, Vertrauen in den Behandler zu investieren. So lange es zu keinem Vertrauensbruch kommt, läßt sich Calcium carbonicum gut behandeln.

Calcium phosphoricum – *Händchen halten beruhigt*
Konstitutionsmittel
Potenzen: ab LM6

Dieser Mensch hat auch die allgemeinen Ängste wie sein Verwandter Calcium carbonicum. Auch hier gilt es, das Vertrauen des Patienten zu gewinnen. Jedoch ist es bei Calcium phos. mit einem einmaligen Vertrauensvorschub nicht getan. Das phosphorische Element in ihm braucht so oft wie möglich die erneute Bestätigung, daß die Vertrauensbasis noch da ist. Der Behandler muß das Vertrauen jedesmal mit ein paar liebevollen Worten neu erwecken. Er braucht die Streicheleinheiten, die Bestätigung, daß der andere ihn mag oder für ihn da ist. Wenn die Sprechstundenhilfe seine Hand hält, fühlt er sich gut aufgehoben und beruhigt.

Calcium arsenicosum – *der mißtrauische Fragesteller*
Konstitutionsmittel
Potenzen: ab LM6

Die arsenische Komponente läßt diesen Patienten extrem mißtrauisch und sehr ängstlich sein. Bloße Worte genügen hier nicht, um ihm Vertrauen einzuflößen. Er verlangt schon einen Handspiegel, um sich von der Richtigkeit der Behandlung zu überzeugen. Braucht er z.B. neue Füllungen, ist es nicht leicht, ihn von neuen Produkten zu überzeugen. Bei Arsen darf keinerlei Druck ausgeübt werden. Seine Angst muß anders beseitigt werden. Am besten erklärt man ihm alles genauestens und zieht ihn mit in das Konzept ein. Mit einem reinen Arsen-Menschen kann man sehr schwer reden. Sein Mißtrauen, daß jederzeit etwas schief gehen könnte, ist einfach zu groß. Es muß auf jeden Fall eine Calcium-Basis da sein, um mit ihm überhaupt ins Gespräch zu kommen. Während der ganzen Behandlung muß der Zahnarzt ihn über die unterschiedlichen Etappen oder Vorgehensweisen aufklären und ihm versichern, daß es nicht wehtut.

Magnesium carbonicum – *die Macht der Einbildung*
Akutes und Konstitutionsmittel
Potenzen: C6 - C30 oder ab LM6

Dieses Mittel brauchen Kinder, die in Panik ausbrechen und sich schreiend hinter ihren Eltern verstecken, sobald sie den Arzt sehen. Es gelingt den Eltern, das Kind zu beruhigen, aber sobald der Zahnarzt wieder herantritt, geht das Geschrei von neuem los. Je mehr sich der Zahnarzt dem Kind nähert, umso mehr schreit es.

Diese Menschen haben häufig traumatische Erlebnisse im Kopfbereich hinter sich. Tief in sich wissen sie, daß mit einem Zahnarzt etwas sehr Unangenehmes verbunden ist. Sie haben sehr empfindliche Zähne und lassen niemand an ihre Zähne herankommen. Allein die Untersuchung ist schon sehr schlimm für sie. Das Magnesium-carb-Kind weiß von vornherein, ohne daß es jemals beim Arzt gewesen war, daß etwas Traumatisches auf es zukommt. Dieses Gefühl ist tief in ihm verwurzelt. Menschen, die dieses Mittel brauchen, verfügen über eine starke Einbildungskraft. Der Erwachsene spürt direkt schon die Schmerzen, wenn er nur an den Bohrer denkt.

Gelsemium – *Zittern und Zähneklappern*
Akutes Mittel
Potenzen: C30

Der Gelsemium-Mensch zittert und bibbert schon Tage vor dem Behandlungstermin vor Angst, aber er faßt doch Mut und beschließt, die Sache couragiert anzugehen. Je näher der Termin rückt, desto mehr werden seine Nerven strapaziert. Im Wartezimmer kann er es vor Erwartungsspannung kaum mehr aushalten. Er wird immer nervöser, zittert, verkrampft sich und hyperventiliert. Sein Stimmungsbarometer ist auf dem Nullpunkt, und die Tränen stehen ihm in den Augen. Wenn es ganz schlimm wird, bekommt er Durchfall. Der Stuhlgang lähmt ihn vollends, so daß er lange völlig erschöpft auf der Toilette sitzen bleibt. Ganz langsam beruhigt er sich wieder, aber sobald er ins Sprechzimmer gerufen wird und aufstehen will, geht es wieder von vorne los mit dem Durchfall. Erst ist der Gelsemium-Mensch geradezu euphorisch: „Das schaff ich alles – kein Problem." Er ist voller Tatendrang, von Angst noch keine Rede, aber je näher das Ereignis rückt, desto mehr verläßt ihn dieser Mut. Er ist eigentlich voll guter Absichten und sehr bemüht, aber seine Nerven machen einfach nicht mit. Der gute Wille ist da, aber die Angst ist einfach stärker. Das Mittel kann sich äußern, als ob man Jasmin-Tee getrunken hätte. Auffällig für Gelsemium ist das Zittern – große Nervosität mit Zittern, von einem inneren Vibrieren bis hin zum sichtbaren Klappern, oftmals verbunden mit dem Gefühl eines Herzstillstandes. Im letzten Moment unterliegt er der Panik, seine Zähne klappern, er kann nichts mehr sagen. Manchmal ist er tapfer, bis er gerufen wird.

Argentum nitricum – *um Ausreden nicht verlegen*
Akutes und Konstitutionsmittel
Potenzen: C6 - C30

Ähnlich wie bei Gelsemium steht bei diesem Mittel die Erwartungsangst im Vordergrund und weniger die Angst vor Schmerzen. Er hat einfach vor allen besonderen Ereignissen Angst. Ob das nun der Zahnarzt ist oder ein Gerichtstermin, spielt keine Rolle. Vor Aufregung reagiert er auch mit Durchfall, fühlt sich aber im Gegensatz zu Gelsemium nach dem Durchfall besser. Er kann besser atmen und hat dann mehr Mut. Der Argentum-nitricum-Mensch macht einen Termin aus und versucht dann mit allen möglichen Tricks und Raffinessen, ihn immer wieder zu verschieben. Gelingt ihm das nicht, so platzt er schier vor innerer Nervosität. Steht er vor der Zahnarzttür, so könnte ihm plötzlich einfallen, daß er unbedingt sofort etwas viel Wichtigeres erledigen muß. Später ruft er dann in der Praxis an, um zu erzählen, daß etwas sehr Wichtiges dazwischengekommen ist. Selbst noch während der Behandlung bringt er die absurdesten Ideen vor: „Die Sternenkonstellation ist heute ungünstig, wir sollten doch lieber das nächste Mal weitermachen", um die Zahnbehandlung abzubrechen, oder: „Ach, Sie haben heute Dienst, ich hatte eigentlich Ihren Kollegen erwartet!"

Aconit – *der große Starke mit den weichen Knien*
Akutes Mittel
Potenzen: C6 - C30

Ein ganz mutiger, urgesunder Mensch, von dem keiner glaubt, daß er Angst haben könnte. „Dem trauen wir alles zu." Selbstsicher sitzt er im Wartezimmer und harrt der Dinge, die da auf ihn zukommen. So lange alles in geordneten Bahnen verläuft, hat er keine Angst. Sobald aber der Behandler eine ungeschickte Bewegung macht oder er ein Instrument sieht, welches ihm Angst einflößt, verliert er völlig die Fassung. Er wird totenbleich und bekommt einen Kreislaufkollaps. Wenn er sein eigenes Blut sieht, kann er in Ohnmacht fallen. Der Zahnarzt muß ihn also davor schützen, gefährliche Situationen bewußt mitzuerleben: „Bitte schließen Sie jetzt einfach die Augen!" Solange er nicht merkt, daß es gefährlich sein könnte, ist er mutig. Wenn aber etwas Unvorhergesehenes eintritt, ist es fast unmöglich ihn weiter zu behandeln. Die Behandlung muß verschoben werden. Bei der nächsten Sitzung muß der Arzt dann mit einer veränderten Behandlungsweise, die nicht so gefährlich erscheint, erneut sein Glück versuchen.

Borax – *der schreckhafte Ohrwurm*
Akutes Mittel
Potenzen: C6 - C30

Hier ist es die Angst vor plötzlichen Geräuschen, die im Vordergrund steht. Obwohl der Patient weiß, daß der Bohrer gleich einsetzen wird, erschrickt er. Er springt vor Schreck hoch, und erst, wenn er das Geräusch eingeordnet hat, kann man ihn weiterbehandeln.

Ignatia – *die zimperliche Schwarzseherin*
Akutes und Konstitutionsmittel
Potenzen: C6 - C30 oder ab LM6

„Eigentlich wußte ich schon vorher, daß es schlimm werden wird." Ignatia tut es immer weh, weil sie so programmiert ist. Sie spürt bereits die Schmerzen, bevor der Arzt anfängt, etwas zu tun. Ihre Einbildungskraft ist so stark, daß sie sogar beim Bohren in einem toten Zahn, der eigentlich nicht mehr wehtun dürfte, vor Schmerzen schreit. Selbst wenn sich der Zahnarzt die größte Mühe gegeben und wirklich eine hervorragende Arbeit geleistet hat, Ignatia kann man es niemals recht machen. „Ich habe es gleich gewußt, daß das nichts wird", sagt sie vorwurfsvoll zum Zahnarzt. Versucht der Zahnarzt nun, sich zu rechtfertigen, empfindet sie sein Reden als Zwang und wird richtiggehend unfreundlich.
Das Ignatia-Kind ist voll fixer Ideen und böser Vorahnungen, da helfen auch keine Ablenkungsmanöver. Bekommt es etwas in die Hände zum Beruhigen, so wird es noch gereizter. Weder mit Worten noch mit Streicheleinheiten ist eine Entspannung möglich, es verkrampft sich nur um so mehr. Schließlich sagt der Zahnarzt: „Entweder wir machen jetzt weiter, oder ich breche die Behandlung ab!" Nun schreit es auf: „Nein, nein, wir machen weiter!" Und kaum will der Zahnarzt anfangen und rückt nur noch seinen Stuhl zurecht, schon schreit es wieder auf. Es schreit, obwohl noch gar nichts getan wurde.

Spigelia – *Spritzenphobie*
Akutes Mittel
Potenzen: C6 - C30

Spigelia hat panische Angst vor Spritzen. Sie reagiert mit Schreien, Toben und ist nicht mehr zu behanden. Bei *Silicea* äußert sich die Angst vor Spritzen viel passiver.

Silicea – *Furcht vor Spritzen und Bohrern*
Konstitutionsmittel
Potenzen: C6 - C30 oder ab LM6

Bei diesem Mittel steht, genauso wie bei Spigelia, die Angst vor Spritzen im Vordergrund. Lieber läßt er sich ohne Anästhesie behandeln, als seine Grundangst vor der Spritze überwinden zu müssen. Wenn er sich jedoch einmal für die Spritzenbehandlung entschieden hat, dann zieht er sie auch durch. Im Gegensatz zu *Spigelia* ist es eine eher passive verhaltene Angst vor der Spritze. Auch das Surren des Bohrers löst in ihm Ängste aus. Ähnlich wie *Ignatia* weiß er, daß die Behandlung schieflaufen wird.

Moschus – *der dominante Alternativler*
Akutes Mittel
Potenzen: C6 - C30

Im Idealfall erkennt man den Moschusmenschen schon, wenn er das Sprechzimmer betritt. Bei ihm ist nämlich eine Backe rot und kalt, die andere blaß und warm. Seine Lippen können sogar unter der Behandlung blau werden. Er ist es, der die Behandlung bestimmt und dem Zahnarzt sagt, was er zu tun oder zu unterlassen habe. Geht man nicht auf ihn ein, reagiert er mit Hysterie. Er kann sogar ohnmächtig werden, wenn er davon überzeugt ist, daß bei ihm etwas falsch gemacht worden ist. Er fängt an, den Zahnarzt herumzukommandieren. „Sie müssen doch neue Methoden entwickeln, um einen Zahnschmerz zu lindern! Legen Sie Ihre Spritze wieder weg, Akupunktur ist viel besser für mich. Muß dieser Zahn wirklich raus? Wenn Sie diesen Zahn ziehen wollen, dann fehlt es Ihnen an dem Wissen, um ihn zu erhalten. Wenn ich den Schmerz aushalten könnte, wäre ich sowieso nicht zu Ihnen gekommen. Ich habe noch nie etwas Positives von Ihnen gehört, aber der Schmerz hat mich einfach gezwungen herzukommen. Ihr seid ja noch im tiefsten Mittelalter mit Eurer technischen Zahnmedizin."
Berührt der Zahnarzt nur leicht den Zahn, so schreit der Moschuspatient heftig auf und wirft ihm vor, etwas falsch gemacht zu haben, weil er ihm solche Schmerzen zugefügt hat. Wenn der Zahnarzt versucht, diesen Patienten zu beruhigen, so erntet er nur Schimpfkanonaden.

Chamomilla – *die stocksaure Überempfindliche*
Akutes und Konstitutionsmittel
Potenzen: C6 - C30 oder ab LM6

Ein Patient, dem man nichts recht machen kann. Kinder sind einfach bockig und widerspenstig. Sie sind extrem schmerzempfindlich und reagieren stocksauer, wenn man ihnen weh tut. Sind sie erst einmal geladen, so kann man ihnen nichts recht machen. Wenn es um Behandlungsvorschläge geht, so sagt der Chamomilla-Erwachsene erst zu, lehnt dann aber im letzten Moment die Behandlung ab: „Ich habe es mir anders überlegt, probieren wir etwas Neues."
Bei Zorn und Angst wird eine Backe rot und warm, die andere kalt und blaß, genau im Gegensatz zu *Moschus*.

Stramonium – *vor Schreck geblendet*
Akutes Mittel
Potenzen: C6 - C30

Der Schreckhafte, der vor allem, was plötzlich auf ihn einwirkt, panische Angst bekommt. Dies kann ein plötzliches Geräusch, das grelle Licht der Behandlungslampe oder ein Spiegel sein, der das Licht plötzlich ins Auge reflektiert.

Theridion – *schwindelerregende Angst*
Akutes Mittel
Potenzen: C6 - C30
Es wird ihm schwindelig vom Geräusch des Bohrers.

Würge- und Brechreiz bei der Behandlung

Manche Menschen sind im Mundbereich so empfindlich, daß schon durch das Zähneputzen ein Brechreiz ausgelöst werden kann. Man kann sich vorstellen, wie störend dieser Reflex bei einer zahnärztlichen Behandlung sein kann. In der Homöopathie gibt es einige Mittel, die man sowohl im akuten als auch für den chronischen Zustand einsetzen kann.

Ipecacuanha
wird in der Regel den *akuten Brechreiz* während der Behandlung schnell beseitigen. Sobald sich der Brechreiz einmal eingestellt hat, bleibt er auch hartnäckig bestehen, und die Behandlung kann nicht weiter durchgeführt werden.

> **Dosierung:**
> In der Regel genügen zwei Globuli oder Tropfen vor oder während der Behandlung.

Nux vomica
Es kommt zum Einsatz, wenn Ipecacuanha nicht hilft. Man kann auch gleich mit Nux vomica beginnen, wenn man das Wesen von Nux im Patienten entdeckt.

> **Dosierung:**
> In der Regel genügen zwei Globuli oder Tropfen vor oder während der Behandlung.

Folgende Mittel decken den *chronischen Bereich* ab und dienen der längerfristigen Vorbereitung für eine entspannte Behandlungssituation.

Cocculus
Es ist ein überreizter nervöser Mensch, der sich viele Sorgen macht, besonders um die Familie. Die Familienangehörigen sind ihm sehr wichtig; wenn es einem schlecht geht, belastet ihn das sehr, es schlägt ihm auf die Nerven. Er kümmert sich um zu viele Probleme und hat dadurch zu wenig Schlaf. Es paßt gut für Menschen, deren Nerven ständig angespannt sind, wie z.B. auch bei Künstlern. Sie können ihre Nerven nicht entspannen, weil sie sich immer in etwas hineinempfinden müssen.
Darüber vernachlässigen sie ihren Körper. Sie tun nichts, was die Nerven entlasten könnte, z.B. Bewegung.

Sepia

Hier ist das Wesen zu behandeln, siehe Mittelbild Seite 18.

Coccus cacti

Der spezielle Würgereiz, der durch Berührung entsteht. Dem Coccus-cacti-Menschen wird es beim Zähneputzen schlecht. Der Reiz liegt weit hinten im Rachen. Eigentlich kommt dieses Mittel eher in der Praxis eines Hals-Nasen-Ohrenarztes vor als in der eines Zahnarztes.

> **Dosierung**
> Das passende Mittel kann etwa zwei Wochen vor der Behandlung in der LM6, einmal täglich 2 Tropfen, eingenommen werden. Setzen Sie das Mittel sofort ab, falls Sie sich damit in irgendeiner Weise nicht wohlfühlen. Im akuten Fall erfolgt die Dosierung, wie unter Nux vomica und Ipecacuanha beschrieben.

Chirurgische Eingriffe

Die homöopathische Vorbereitung

Arnica

Indikationen: beim Bohren, Zahnsteinentfernen oder operativen Eingriff.

Kräftige Menschen, die gesund aussehen, neigen eher zu Schock und stärkeren Blutungen als ein schwächlicher, kränklicher Mensch.

> **Dosierung**
> Kräftige Menschen müssen schon einige Tage vorher mit Arnica beginnen. Kränkliche haben den Lernprozeß schon durchgemacht und können besser damit umgehen. Sie können kurz vor der Behandlung eine Gabe Arnica nehmen.
> Da manche Menschen nach der abendlichen Mittelgabe von Arnica schlecht einschlafen können, sollte dieses Mittel einige Tage vorher, morgens und nachmittags je eine Gabe C6 - C30, gegeben werden.

China

Indikationen: Blutverlust

Steht ein größerer Eingriff bevor, so sollte einige Stunden vor der Operation eine Doppelgabe China C6 - C30 verabreicht werden, um die Blutungen auf ein Minimum zu beschränken. Nach einem größeren Blutverlust mit Schwäche und niedrigem Hb-Wert kann mit China wieder aufgebaut werden, der Hämoglobin-Wert normalisiert sich in kürzester Zeit.
Bei einer konstitutionellen Neigung zu Blutungen muß diese Veranlagung einige Wochen vor dem Eingriff mit Hochpotenzen behandelt werden.

> **Dosierung**
> Geben Sie ein bis drei Globuli oder Tropfen China und wiederholen Sie es nach fünf Minuten – das ist eine Doppelgabe.

Akute Blutungen und Nachblutungen

Die Dosierung

Die folgenden Mittel müssen im akuten Fall sehr schnell wirken, in maximal fünf Minuten muß sich eine Besserung einstellen. Wiederholen Sie das Mittel je nach Schwere der Blutung innerhalb weniger Minuten. Wenn es manchmal vielleicht nicht sofort zu einem Stoppen der Blutung kommt, so sollte doch ein deutliches Nachlassen der Blutung zu beobachten sein und der Patient sich wohler fühlen. Wenn das nicht der Fall ist, so ist das falsche Mittel gewählt worden, und man gibt das besser passende Mittel.

Beim akuten Geschehen wirkt die höhere Potenz schneller. Ausgenommen sind pflanzliche Mittel, bei diesen kann auch die Urtinktur gegeben werden, außer bei Aconit und anderen toxisch wirkenden Pflanzen.

Phosphor C30 - C200
Hellrotes Blut, es schimmert und glänzt fast. Großer, schlanker, graziöser Mensch.

Millefolium Urtinktur bis C200
Blut von kräftiger roter Farbe. Der Patient ist aber nicht beunruhigt, er ist nicht aus der Ruhe zu bringen, er kann ohne Panik darüber reden. Millefolium (Schafgarbe) hilft sogar bei Verabreichung als Tee bzw. als Urtinktur.

Aconit C30 - C200
Kräftig rotes Blut. Panik entsteht beim ersten Anblick des Blutes. Man erwartet es nicht von diesem Patienten. Er sieht zuerst so aus, als sei er durch nichts aus der Ruhe zu bringen, und nun fällt er fast in Ohnmacht.

Sanguinaria Urtinktur bis C200
Blutfarbe kräftig rot, Konsistenz dünn, wäßrig.

Ipecacuanha Urtinktur bis C200
Wenn Phosphor nicht hilft, müssen wir als nächstes Mittel an Ipecacuanha denken. Das Blut sieht aus wie bei Phosphor, aber Ipecacuanha entwickelt eine Übelkeit, je länger die Blutung dauert. Er fühlt sich entkräftet und schwach, Hände und Füße

werden kalt, er kann schlecht atmen. Die Zunge ist schön sauber ohne Beläge, und es besteht Durstlosigkeit.

Crotalus horridus C30 - C200

Dunkles, schwarzes, flüssiges Blut. Es koaguliert nicht, sondern bleibt flüssig. Es ist einzusetzen, wenn Blutverdünnungsmittel (Antikoagulanzien) wie Aspirin oder Herzmittel genommen wurden. Es macht das Blut wieder gerinnungsfähig. Es kommt auch in Frage bei einer Hepatitis, die schulmedizinisch behandelt wurde und eine Schwäche zurückläßt.

Bluter

Bei *Blutern* kommt entweder **Millefolium** oder **Phosphor** in Frage, je nachdem, wie sich der Patient verhält oder wie er aussieht.

Die allergische Reaktion
Der anaphylaktische Schock

Wenn der Schock durch ein Anästhetikum ausgelöst wird, kann dieses Anästhetikum potenziert verabreicht werden, dann reagiert der Patient nicht mehr allergisch darauf. Manche Firmen (z. B. die Stauffen-Pharma) stellen diese Mittel auf Anforderung her. Die häufigsten Analgetica gibt es als potenzierte Fertigpräparate.

Dosierung

Das potenzierte Anästhetikum wird in der Potenz C6-C30 ca. eine halbe Stunde vor der Behandlung verabreicht, wenn keine Zeit zur Vorbereitung zur Verfügung steht. Besser ist es jedoch, zwei Gaben innerhalb von 24 Stunden zwei Tage vorher zu verabreichen.
Je niedriger die Potenz ist, desto langsamer setzt die Wirkung ein.
(Siehe Fallbeschreibung Seite 37)

Epiglottisödem – anaphylaktischer Schock mit Atemnot: **Apis**

Wenn die Angst nach einem Schock zurückbleibt, stärkt **Gelsemium** den Willen, und das Mittel **Ignatia** führt in die Realität zurück.

Wenn Herzsymptome auftreten, wird **Lachesis** verabreicht.

Bei Blutandrang und rotem Kopf ist **Belladonna** das wichtigste Mittel.
Kreislaufschwäche mit Angst, Schockzustand: **Aconit**

Kalter Schweiß auf der Stirn. Der Patient wird blaß und kalt. Übelkeit bis zum
Erbrechen: **Veratrum**

Kalter Schweiß, Blässe, Übelkeit, großer Schwindel. Kann die Augen nicht zu-
machen, muß sich festhalten: **Tabacum**

> **Dosierung**
> Bei einem Schock wird das passende Mittel in der C3 - C200,
> 2 Tropfen alle 5 Minuten, verabreicht.

Nachbehandlung bei Zahnextraktionen

Mit **Calendula**-Urtinktur, 1:10 mit lauwarmem Wasser verdünnt, oder abgekühl-
tem **Salbeitee** den Mund sehr vorsichtig ausspülen, ohne die Wunde wieder zu
reizen. Beide Pflanzen fördern die Wundheilung und Blutgerinnung und beugen
Schmerzen vor.

Nachschmerzen

Arnica
Es ist das wichtigste Mittel nach einer Zahnbehandlung und sollte in jedem Fall
einmal verabreicht und nicht zu niedrig gegeben werden, sonst können eventuell
Nachblutungen auftreten. Empfehlenswert ist die Potenz C200.

Staphisagria
wird verabreicht, wenn größere Schnitte vorgenommen wurden.
Arnica und Staphisagria sind die wichtigsten Mittel nach Operationen.

Ledum
Es ist angezeigt, wenn viel gebohrt worden ist oder durch die Injektionen
schmerzhafte Stichwunden entstanden sind. Der Patient verspürt ein Kältegefühl
im Mund und fröstelt nach der Behandlung. Es ist ein lokaler Schmerz im Mund.

Hypericum

Wenn die Zähne geschliffen wurden und ausstrahlende Schmerzen auftreten. Der ganze Mund tut weh.

Nux vomica

Wenn Betäubungsmittel bei der Behandlung gespritzt wurden, leitet es diese aus, eventuell kommt auch Ledum in Frage.

> **Dosierung:**
> Je nach Intensität der Schmerzen genügen 1-2 Gaben der Potenz C200. In niedrigeren Potenzen muß öfters wiederholt werden.

Betäubungsmittel ausleiten

Nux vomica

Dies ist das Mittel der Wahl. Man kann prophylaktisch 2 Globuli oder 2 Tropfen Nux vomica C200 vor oder nach dem Eingriff geben. Der Mensch fühlt sich wie vergiftet durch das Betäubungsmittel. Außerdem kann ein Anästhetikum eine Blockade für die weitere homöopathische Behandlung setzen. Bei einer allergischen Reaktion kann man auch das entsprechende Betäubungsmittel potenziert verabreichen.

Fallbeschreibung

Ein Patient litt noch Stunden nach der Injektion eines Lokalanästheticums unter starken Schmerzen. Er konnte den Mund kaum öffnen und fühlte sich benommen wie unter dem Einfluß von Drogen. Es war ihm unmöglich, geistig zu arbeiten. Fünf Minuten nach der Einnahme von einem Globulus Nux vomica C200 war er wieder guter Dinge und konnte anfangen zu arbeiten.

Sepia

Das Anästhetikum führt zu einer Funktionsstörung im Kopf. Es stellt sich eine Schwäche im Denken ein. Prophylaktisch kommt es in Frage bei Patienten, die wissen, daß sie Anästhetika nicht vertragen.

Sie fühlen sich danach völlig erschöpft und können eine Zeitlang nicht mehr richtig denken und geistig arbeiten.

Dosierung: wie Nux vomica

Infektionen vorbeugen und behandeln

Echinacea
Im akuten Fall, wenn keine Zeit zu verlieren ist. Es baut die Abwehrkräfte auf und kann daher auch vorsorglich gegeben werden.
Dosierung:
In der Urtinktur bis D3, 3 x täglich 3 Tropfen, nur für den akuten Zustand.

Symphytum
Wichtig nach Knochenoperationen.
Dosierung:
In der Urtinktur bis D3, 3 x täglich 3 Tropfen zum Aufbau des Knochens.

Ruta
Bei schlimmen Schmerzen, die durch Wurzelhautverletzungen ausgelöst werden. Es kann mit Symphytum kombiniert werden.
Dosierung:
In der C30, alle 2 - 4 Stunden ein bis drei Tropfen oder Globuli.

Bellis perennis
Es betrifft Menschen, die sich körperlich stark betätigen wie z.B. Handarbeiter, Handwerker. Warme Anwendungen bessern. Beim Arnica-Zustand ist es indifferent.
Dosierung:
Urtinktur bis D3, 3 x täglich 3 Tropfen

Hypericum
Bei Nervenverletzungen. Die Regeneration braucht längere Zeit, 3 - 4 Wochen.
Dosierung:
Die Potenz C6 - C200 kann aufsteigend verwendet werden, mindestens einmal täglich.

Homöopathische Mittel bei der Lokalanästhesie – *von Dr. med. dent. Anna Heiss*

Der Mut des Patienten beeinflußt die Behandlung

In meiner homöopathisch orientierten Zahnarztpraxis kommen speziell in der Behandlungsvorbereitung (chirurgische Eingriffe, Präparationen, Behandlung von Schwangeren etc.) und bei Nachbehandlungen ausschließlich homöopathische Mittel zum Einsatz.

Bei der Behandlung der akuten Pulpitis, der Dentitio difficilis (schwierige Zahnung), der Trigeminusneuralgie haben sich die Homöopathica als sehr erfolgreich erwiesen. Anhand zweier Patientenfälle möchte ich diese Einsatzmöglichkeiten speziell auf dem Gebiet der Lokalanästhesie verdeutlichen.

1. Beispiel

Zahnextraktion
Homöopathie ersetzt die Betäubungsspritze

Bei meinem ersten Beispiel handelt es sich um einen 41 Jahre alten Patienten. Er kam gezielt in meine Praxis mit dem Wunsch, eine umfassende Zahnsanierung im Sinne einer ganzheitlichen Behandlungsmethode durchführen zu lassen, die sich außerdem nur auf homöopathische Arzneimittel stützt. Zur Anamnese des Patienten wäre zu erwähnen, daß er unter Nahrungsmittelallergien und Heuschnupfen leidet. Aufgrund dieser Sensibilisierungen hat sich der Patient alternativen Heilmethoden zugewandt und sich vorwiegend der klassischen Homöopathie verschrieben.

Die Zahnsanierung war in zwei Schritten durchzuführen. Als erstes mußten zwei tote, wurzelbehandelte Zähne entfernt werden, die als chronische Herde sein Immunsystem schwächten. Auf ausdrücklichen Wunsch des Patienten sollte ich die Extraktionen ohne herkömmliche Lokalanästhetika durchführen und nur homöopathisch vorbehandeln. So verordnete ich zwei Tage vor dem Eingriff zweimal täglich eine Gabe **Arnica** C30 und **Hypericum** C30 sowie zusätzlich am Tage des Eingriffs eine Gabe **China** C30. Die Extraktion des Zahnes 35 im Unterkiefer war vollkommen unproblematisch und in minimaler Zeit durchführbar. Der Zahn 24 im Oberkiefer jedoch frakturierte (zerbrach beim Ziehen), so daß eine operative Wurzelentfernung notwendig wurde. Dabei mußte mit dem Skalpell ein Schleimhautlappen gebildet werden, der Kieferknochen mit der Fräse abgetragen, die Wurzelreste freigelegt sowie die Wunde leicht mit zwei Nähten adaptiert werden. Dies alles ohne Lokalanästhesie!

Ich klärte den Patienten über diese Vorgänge auf, zeigte ihm meine Skepsis, diese Behandlung ohne örtliche Betäubung durchführen zu lassen. Er jedoch war willensstark, bat mich, das Nötige meinerseits zu tun, aber ohne zusätzliche Betäubung. Die Entschlossenheit des Patienten überzeugte mich, so daß ich die Operation in der gewohnten Weise durchführte.

Die homöopathischen Mittel halfen dem Patienten, die Schmerzen zu ertragen, die Sensibilität zu mindern sowie eine komplikationslose Wundheilung zu ermöglichen. Sicherlich hatte der Patient eine außergewöhnliche Einstellung zu seinem Körper, wollte seine eigenen Grenzen kennenlernen. Er ist in dieser Situation stark geworden, so stark, daß er mich als seinen Behandler lenken konnte.

Nach der Wundheilung war ein umfassender Zahnersatz notwendig. Ziel des neuen Zahnersatzes war es, die entstandenen Lücken zu schließen, die alten Kronen und Brücken zu erneuern, unter besonderer Berücksichtigung der verwendeten Legierung. Diese Zahnlegierung wurde von mir mittels Elektroakupunktur auf ihre Verträglichkeit getestet. Nicht verträgliche Metalle im Mund des Patienten, das sind vor allem die Nicht-Edelmetalle (NEM-Legierungen) oder auch edelmetallreduzierte Legierungen ebenso die Kombination verschiedener Metalle im Mund, können erwiesenermaßen zu erheblichen Spannungen und energetischen Störungen beim Patienten führen.

Für die Kronen- und Brückenpräparation bereitete sich der Patient wieder zwei Tage vor den Behandlungen mit **Arnica** C30 und **Hypericum** C30 vor, so daß er das Beschleifen der Zähne gut ohne Lokalanästhesie ertragen konnte. Die umfassende Zahnsanierung ist abgeschlossen: Der Patient äußerte sich sehr befriedigend einmal über sich selbst, über seine Kraft und Stärke, die er durch die Homöopathica entwickelt hat, sowie über die Erfahrung, Schmerzen ertragen zu können.

2. Beispiel

Gesichtslähmung verschwindet nach Zahnsanierung

Bei meinem zweiten Beispiel handelt es sich um eine 50-jährige Frau. Sie leidet seit ca. drei Jahren an einer linksseitigen Gesichtslähmung, die plötzlich aufgetreten ist und bisher rein schulmedizinisch nicht therapierbar war. Außerdem traten früher bei der Patientin allergische Reaktionen auf zahnärztliche Lokalanästhetika auf. Die Patientin wollte bereits bei mehreren Zahnärzten eine Zahnsanierung durchführen lassen. Diese lehnten jedoch eine Behandlung ab. Einerseits befürchteten sie eine Verschlimmerung der Gesichtslähmung durch den Einsatz von Lokalanästhetika, andererseits eine Schockreaktion auf das Betäubungsmittel.

Aus diesen Gründen war die Patientin sehr ängstlich geworden und mied längere Zeit den Zahnarzt, bis ihre Schwester, die bei mir in Behandlung war, sie zu einer Beratung in meiner Praxis überreden konnte. Mir war sehr bald klar, daß die Ängste meiner Kollegen unbegründet waren. Ich riet der Patientin zu einer sofortigen Behandlung und konnte ihr versichern, daß ich mit dem Einsatz der entsprechenden homöopathischen Mittel eine komplikationslose Zahnsanierung durchführen würde.

Um einer allergischen Schockreaktion auf mein Lokalanästhetikum vorzubeugen, verordnete ich ihr zwei Tage vor der Behandlung 2 x täglich eine Gabe meines in der C30 **potenzierten Anästhetikums**. Die notwendigen Zahnextraktionen verliefen alle ohne Komplikationen. Die Patientin bekam keinerlei Reaktionen auf das Betäubungsmittel.

Nach Entfernung der Zahnherde versuchte ich mit **Hypericum** LM30, eine Gabe täglich über einen längeren Zeitraum, die Gesichtslähmung zu therapieren. Nach Aussage der Patientin und nach meiner Beobachtung hat sich bereits eine Besserung eingestellt. Die Patientin kann die Lippen wieder besser schließen, so daß der Speichel nicht mehr unkontrolliert aus dem Mund fließt. Das linke Augenlid kann sie besser heben, und die gesamte Mimik und der Gesichtsausdruck haben sich verbessert. Möglicherweise wird ein weiteres homöopathisches Mittel folgen müssen, um eine vollständige Rückbildung der Lähmung zu erreichen.

Dr. Anna Heiss †

Fallbeispiele aus einer zahnärztlichen Praxis

Fall 1
Arnica gegen gefürchtete Nachblutungen

Ein Ausländer fast ohne Deutschkenntnisse kam mit starken Zahnschmerzen in meine Praxis. Er besaß ein desolates Restgebiß, die meisten Zähne waren nicht mehr zu retten. Um ihm die Schmerzen zu nehmen, mußte ich ihm den tief zerstörten Zahn 47 (linker unterer Mahlzahn) entfernen. Obwohl ich den Wurzelrest ohne große Probleme entfernen konnte, kam es zu Nachblutungen.
Ich gab ihm daraufhin aus meiner homöopathischen Notfallapotheke drei Globuli **Arnica** C200 in einem Becher Wasser. Mit einem Eßlöffel dieser Lösung ließ ich ihn die Extraktionswunde vorsichtig umspülen; vorsichtig, damit das (wenn auch mangelhafte) Koagulum (Blutpfropf) nicht hinausgespült wurde. Die Blutung kam innerhalb weniger Minuten zum Stillstand, und ich konnte den zufriedenen Patienten wieder entlassen. Eine Kontrolle am nächsten Tag ergab eine klinisch unauffällige Wunde. Der Patient hatte keine Nachblutung mehr gehabt. Nach ein paar Tagen kam der Patient und erzählte mir, er habe am Wochenende an einem weiteren Zahn starke Schmerzen gehabt und daraufhin den zahnärztlichen Notdienst in der Klinik aufgesucht, wo man ihm auch diesen Zahn entfernt habe. Auch nach dieser Extraktion war es zu Nachblutungen gekommen. Daraufhin war der Patient wieder in die Klinik gegangen und hatte nach Kügelchen verlangt. Dort sagte man ihm jedoch, das sei Blödsinn!

Welche blutungsstillenden Maßnahmen man dort ergriffen hatte, konnte er nicht sagen. Da diese auf jeden Fall nicht halfen, kam er dann am Montag wieder in meine Praxis und wollte wiederum Kügelchen.

Fall 2
Ipecacuanha beseitigt Würgereiz

Ein Bekannter von mir kam in meine Praxis und schilderte, er habe beim Zahnarzt seit jeher mit starkem Würgereiz zu kämpfen. Bereits die leichteste Berührung der Gaumenschleimhat führe zu stärkstem Würgereiz, der eine Behandlung fast unmöglich mache und bei meinen Vorgängern des öfteren zu einem Abbruch der Behandlung geführt habe.

Das Trockenlegen im Unterkiefer, um eine Füllung zu legen, war unmöglich, jede Watterolle, unter die Zunge gelegt, führte unweigerlich zu sofortigem Würgen. Ich gab ihm deshalb drei Globuli **Ipecacuanha** C 200 unter die Zunge und ließ ihn ca.1/4 Stunde im Wartezimmer warten. Daraufhin konnte ich ihm zu seiner Überraschung den oberen rechten Weisheitszahn ohne Probleme entfernen. Für die nächste Sitzung planten wir, den Zahn 46 (unterer rechter erster Mahlzahn) zu füllen, ein Vorhaben, an dem mein Vorgänger infolge des starken Würgereizes gescheitert war. Ich gab dem Patienten ein Globulus mit nach Hause und forderte ihn auf, wiederum drei Globuli ca. 1/2 Stunde vor der Behandlung unter der Zunge zergehen zu lassen. Da die Wirkung jedoch während der Behandlung nachließ, gab ich ihm nochmals drei Globuli. Daraufhin war es möglich, den Zahn zu füllen. Das Trockenlegen des Zahnes mit Hilfe einer Watterolle unter der Zunge (sowie zur Wange hin) war ohne Probleme möglich. Daraufhin verlor mein Bekannter die Angst vor der Behandlung.

Selbst den unteren linken 2. Mahlzahn konnten wir nun versorgen! Ein weiterer Patient mit gleichen Problemen meinte sogar, auf diese Weise könnten wir fast Freunde werden!

Fall 3
Schmerzbehandlung nach Zahnextraktion

Eine junge Patientin, von Beruf Arzthelferin, war mir treu aus der Praxis, in der ich meine Assistenzzeit verbracht hatte, in meine neue Praxis gefolgt. Bei ihr mußte ein oberer Weisheitszahn entfernt werden, womit ich noch nie größere Probleme gehabt hatte. Doch wie es ist: Gerade bei einem solchen Patienten kommt alles anders, als man denkt! Ich hatte zwar ein Röntgenbild gemacht, doch war darauf nichts Verdächtiges zu erkennen: Die Wurzeln waren gerade, zur Wurzelspitze hin relativ gleichmäßig dünner werdend, kurz: Es gab keinen Anhaltspunkt für irgendwelche Schwierigkeiten. Doch es kam anders: Der Zahn ließ sich zwar lockern und war auch ca. 4-5 mm aus dem Zahnfach herauszuziehen, aber nicht weiter. Ich mußte unverhältnismäßig viel Kraft aufwenden und den Zahn regelrecht heraus'reißen'.

Auch als der Zahn herausgezogen war, war keine Ursache für diese Probleme zu erkennen, die Wurzeln waren gesund. Doch damit waren die Probleme wider Erwarten nicht beseitigt! Die Patientin kam am nächsten Tag wieder und klagte über starke Schmerzen, die ihr, die bisher immer einen fröhlichen und unbeschwerten Eindruck gemacht hatte, geradezu ins Gesicht geschrieben waren. Daraufhin hatte ihr ihr Chef 400mg Ibuprofen in Tablettenform gegeben. Diese brachten aber nur für drei Stunden Linderung, danach waren die Schmerzen wieder da. Am Vorabend kamen noch schwache Nachblutungen hinzu, die allerdings spontan wieder aufhörten.

Am nächsten Morgen (dem Tag nach der Extraktion) wurden die Schmerzen immer stärker. Eine Aspirin-Schmerzspritze, von ihrem Chef intravenös verabreicht, brachte nur noch Linderung für eine Stunde. Dafür bekam die Patientin Magenprobleme: Übelkeit und Magendruck. Auch der Zahn neben der Wunde schmerzte beim Draufbeißen. Als sie dann zu mir kam, gab ich ihr 3 Globuli **Staphisagria** C 200, in Wasser aufgelöst und ließ sie vorsichtig die Wunde umspülen und einen Moment an die frische Luft gehen. Als sie dann nach ca. fünf Minuten wieder hereinkam, war sie wie umgewandelt. Die Schmerzen waren fast verschwunden, sie machte wieder den fröhlichen Eindruck, den sie früher immer gemacht hatte.

Doch auch dieses Mittel half nicht auf Dauer. Sie kam am folgenden Tag nochmals in meine Praxis. Aufgrund der von ihr genannten Symptome gab ich ihr **Bryonia** C 200. Dies brachte ihr dann endgültig Schmerzfreiheit. Als Arzthelferin konnte sie das gar nicht recht glauben, ihr Chef natürlich erst recht nicht!

Torsten Herting
Zahnarzt
Trappentreustr. 2
80339 München
Tel. 089/5022046

44

Bewährte Indikationen

Ein Jahr nach Ravi Roys Zahnheilkundeseminar ergab eine Umfrage unter den Teilnehmern, daß sich inzwischen viele Homöopathica erfolgreich in den Praxen durchgesetzt haben. Die bewährtesten Indikationen sollen hier wiedergegeben werden.

Bei *schlechten Abdrücken und Röntenaufnahmen* infolge eines störenden Würgereizes hilft eine Gabe **Coccus cacti** C 30 (10 Minuten vor der Behandlung). Ein Zahnarzt berichtete: „Ich mache Aufnahmen, wovon ich früher nur träumen konnte!"

Nervenverletzungen durch Spritzen mit anschließender halbseitiger Lähmung der Zunge gehören zu den schulmedizinisch kaum reversiblen, aber nicht gänzlich zu umgehenden Schäden der Zahnheilkunde. Hier hat eine anschließende Behandlung mit **Hypericum** zu bis dato unbekannten Erfolgen geführt.

Als *allgemeines Kreislaufmittel* statt Effortil schätzen viele Zahnärzte **Veratrum album**, wenn dem Patienten der kalte Schweiß auf der Stirn steht und er kreidebleich wird. Bei unklaren Herz-Kreislauf-Symptomen die **Herzchakra Essenz** verabreichen.

Bei *Hyperventilationen* mit Zittrigkeit und Schwäche, z.B. nach vielen Spritzen, fand **Calcium carbonicum** den Weg in so manch eine Praxis. Es empfiehlt sich auch bei *Herzbeklemmung*, die bei bestimmten Patienten ausgelöst wird, wenn der Abdruck mit warmem Material durchgeführt wird, sowie bei *Allergien*, Juckreiz und roten Flecken als Reaktion auf bestimmte Abdruckkunststoffe (Optosil).

Spülungen mit verdünnter **Calendula**-Tinktur haben sich nach *Zahnextraktionen* zur besseren Wundheilung (neben Arnica) bestens bewährt und als antibakterielles Mittel bei *Parodontitis* (Zahnfleischentzündung). Dieses Problem ist individuell bedingt und kann homöopathisch am besten über eine Konstitutionsbehandlung angegangen werden.

Erst wenn die *Zahnfleischentzündung* durch das Spülen mit **Calendula** oder **Salbeitee** (statt Chlorhexamed) abgeklungen ist, kann mit der eigentlichen chirurgischen Zahntaschenbehandlung begonnen werden. Hinterher eine Gabe **Arnica** verabreichen, welche bei wieder auftretenden Schmerzen wiederholt wird.

Zusätzlich wird der Mund mit **Calendula**-Tinktur gespült.

Wenn ein größerer *operativer Eingriff* im Mundraum bevorsteht, sollte neben **Arnica** auch **China** in niedriger Potenz gegeben werden.

Falls nicht homöopathisch vorbereitet wurde und es zu einem *größeren Blutverlust* gekommen ist, kann man mit **China** in niedriger Potenz die Reserven wieder mobilisieren.

Arnica beugt im übrigen auch dem *Wundschock* und den *Nachschmerzen* vor. Es sollte jedoch höher als C 12 gegeben werden, am besten in der C 200.

Arnica D 4 oder C 4 hat sich bei *Schmerzen nach Beschleifen* der Zähne bewährt, also bei mehr oberflächlichen Verletzungen, die nicht bluten.

Generalisierte Schmerzen, die nicht auf einen Zahn zu lokalisieren sind, wenn die ganze Mundhöhle schmerzt, können sowohl den Patienten als auch den Zahnarzt zur Verzweiflung bringen. Manchmal verlaufen diese Schmerzen auch direkt den Nerv entlang und strahlen ins Gesicht aus. Wie viele gesunde Zähne mögen diesen verflixten und trügerischen Nervenreizungen schon zum Opfer gefallen sein? **Hypericum** ersetzt hier die Zange. Es gibt aber noch einige andere Mittel, die sorgfältig ausgewählt werden müssen. Manchmal nimmt Hypericum nur die Schmerzspitze, und es müssen andere Mittel folgen.
(Siehe Fallbeschreibung Seite 41)

Vorsicht vor übereilten Entscheidungen

Immer wieder hören wir von Patienten und Bekannten über zahnärztliche Eingriffe, die in einer Notsituation aus Angst und Panik getroffen wurden und später nicht mehr rückgängig gemacht werden konnten. Jeder Eingriff, ob übereilt oder überlegt, birgt bestimmte Konsequenzen in sich, die nicht sofort überschaubar sind. In extremen Fällen kann er unter Umständen später eine fast endlose Reihe von neuen Eingriffen auslösen.

Kürzlich erzählte uns z.B. eine Mutter, wie sich ihr Sohn bei einem Unfall die oberen zwei Frontzähne so stark angeschlagen hatte, daß sie nur noch locker im Kiefer hingen. Sie brachte ihn sofort in die Zahnklinik, wo alles vorbereitet wurde, um die Zähne mit einer Schienung zu retten, als plötzlich der Oberarzt auf der Bildfläche erschien. Er machte der Mutter und dem Sohn große Angst, welche höllischen Schmerzen das Kind nach dem Richten der Zähne tagelang zu erleiden hätte. Bis dahin waren die Verletzungsschmerzen zwar ganz von allein auf ein gut erträgliches Niveau herabgesunken, aber aufgrund der Heraufbeschwörung eines bevorstehenden Infernos wurde der bisherige Behandlungsplan völlig umgestoßen. Mutter und Sohn entschlossen sich dazu, die zwei Zähne umgehend entfernen und ein Provisorium einbauen zu lassen. Nachdem die Prozedur beendet war, wurden sie über die weiteren Therapieschritte aufgeklärt. Entweder sollten Stiftzähne mit Metallstiften fest im Kiefer verankert werden, oder der gesamte Ober- und Unterkiefer sollten gemeinsam verengt werden.
Dies sollte folgendermaßen vor sich gehen: Die beiden äußeren Schneidezähne sollten mit Schienen in die Mitte verschoben und die unteren Eckzähne rausgezogen werden, um so den gesamten Kiefer zu verschmälern. Ein massiver Eingriff, der eine jahrelange Belastung für das Kind darstellen und weitere Folgen nicht ohne weiteres ausschließen würde. Auch die Lösung mit den Stiftzähnen erschien ihnen nicht akzeptabel, da sie bereits von allergischen Reaktionen auf das implantierte Metall gehört hatten.

Die Frage der Unverträglichkeit von Zahnersatzstoffen ist immer individuell zu handhaben. Hier ist in jedem Fall eine gründliche vorherige Austestung des Zahnwerkstoffes zu empfehlen. Inzwischen gibt es eine Reihe von verschiedenen Methoden, mit denen dies möglich ist. Wir zählen hier einige von ihnen auf.

Test- und Diagnosemethoden in der Zahnheilkunde

1) Elektroakupunktur nach Voll (EAV)

2) Radionics (Pendeln, Wünschelrute)

3) Kinesiologischer Muskeltest

4) Bioplasmagerät von Dr. Knapp

5) Kirlianphotografie

6) Elektronische Systemdiagnostik (ESD)

7) Bioresonanztherapie

8) Dunkelfeldmikroskopie nach Prof. Enderlein

In dem beschriebenen Fall konnten wir der Mutter keine konkrete Empfehlung geben, welches die richtige Lösung für ihr Kind sei. Vielmehr sollte sich der 13jährige Junge selber fragen, welche Lösung ihm am sympathischsten sei, womit er bereit sei zu leben, und dann eine Entscheidung treffen. Wenn die Tests nicht gemacht werden, könnten später Probleme auftauchen, deren Folgen jetzt noch gar nicht zu überblicken sind: angefangen von Allergien, Stoffwechselkrankheiten bis hin zu psychischer Instabilität. Eine spätere gründliche Sanierung der Problemzone kann dann unter Umständen einige Jahre dauern.

Die Kettenreaktion, die zum Teil jetzt schon eingetreten ist, hätte man am Anfang verhindern können. Es ist keine Seltenheit, daß sogar vollständig herausgeschlagene Zähne nur mit einer Schienung wieder anwachsen, d.h. ohne homöopathische Mittel. Mit der Homöopathie wird der Heilungsprozeß erheblich gefördert, die Schmerzen werden gelindert, und es findet eine sanfte Heilung statt. Wir haben öfter erlebt, wie sich angeschlagene Zähne mit der Hilfe von **Arnica** wieder ohne Schmerzen, außer einer Druckempfindlichkeit, ganz fest im Kiefer verwurzelten.

Schmerzlindernde Mittel bei der Zahnbehandlung

Magnesium carbonicum

Es kommt am häufigsten bei erhöhter Schmerzempfindlichkeit in Frage. Der Mensch hat schon Angst beim Denken an den Schmerz. Die geringste Handhabung ist schmerzhaft. Es ist das Hauptmittel bei *Spritzenversagern*. Wenn alles betäubt ist, aber die Zähne auf jede Berührung empfindlich bleiben.

Es ist ein unruhiger, nervöser, ängstlicher, gereizter Mensch, der sich an der frischen Luft besser fühlt, auch die Bewegung an der frischen Luft tut ihm gut. Aber die Schmerzen werden schlimmer durch kalte Luft.

Magnesium muriaticum

Bemerkenswert bei diesem Mittel ist die Verschlimmerung durch den Aufenthalt am Meer. Der Patient mag die Meeresküste überhaupt nicht und es fiele ihm nicht im Traum ein, im Ozean zu baden. Er hat große Ein- und Durchschlafstörungen durch Aufregung. Auch wenn er erst nach Mitternacht eingeschlafen ist, wacht er spätestens um 3.00 Uhr auf und kann nicht mehr schlafen.

Allgemein geht es ihm schlechter durch Aufregung, er fühlt sich dann müde und leistungsunfähig. Auffällig ist seine Unverträglichkeit von Milch, aber nicht von Sauermilchprodukten. Es ekelt ihn vor Süßem, aber nur, wenn er vorher zuviel davon gegessen hat. Als Kind ißt er so viel Süßes, daß ihm übel wird, und er es dann später nicht mehr mag. Wenn es ihm nicht gut geht, kann er auch seine schlechten Gewohnheiten nicht mehr kultivieren. Nikotin, Wein und Fleisch, all das, was er sonst so liebt, verträgt er nicht mehr und kann es nicht mehr sehen.

Magnesium phosphoricum

Er fühlt sich schlechter durch Bewegung, besonders im Freien. Er möchte ins Bett, um sich zu erholen, und hat Abneigung gegen Kaffee.

Magnesium sulfuricum

Die Beschwerden treten periodisch auf, sie verschlimmern sich am Meer. Dieser Mensch hat Verlangen nach frischer Luft, es wird ihm übel im geschlossenen Auto. Er hat großen Durst.

Hypericum

Es verringert ebenso die Schmerzempfindlichkeit der Nerven. Wenn die oben genannten Mittel nicht angezeigt sind oder nicht helfen.

Zahnschmerzen

Mittel, die im akuten Fall wichtig sein können

Aconitum napellus

Besonders angezeigt, wenn Kälte- oder Nässeeinwirkung der Auslöser war. Es klopft in Zahnfleisch und Wangen. Fiebersymptome. Alkoholische Stimulanzien verschlimmern. Wenn der Schmerz sehr akut ist, kann er so qualvoll werden, daß der Kranke schreit und sich auf dem Boden rollt. Die Schmerzen steigern sich langsam zu höchster Intensität. Es werden eher die gesunden Zähne befallen.

Belladonna

Belladonna ist leicht zu erkennen, da der Blutandrang zum Kopf meist ausgeprägt ist. Der Belladonna-Mensch hat eine hohe nervöse Sensibilität. Die Schmerzen werden nachts schlimmer. In der Regel steigern sie sich langsam und nehmen wieder langsam ab. Es können aber zwischendurch plötzliche und heftige Schmerzanfälle auftreten.
Oft ist die Wange geschwollen, und die Schmerzen erstrecken sich zum Ohr oder Auge. Häufig wechseln sie ab mit starken Kopfschmerzen.
Verschlimmerung: warmes Essen, Bettwärme – wacht meist durch Zahnschmerzen in der Nacht auf. An den Zähnen lutschen macht den Schmerz noch unerträglicher. Kauen ist unmöglich, aber die Schmerzen können durch Essen besser werden. Beim Hinlegen und im Liegen verschlimmern sie sich meist.
Besserung durch: Kälte und kaltes Wasser. Druck hilft manchmal.

Chamomilla

Der Schmerz ist mehr im Gesicht verteilt mit Schwellung des Gesichtes, besonders einseitige Hitze und Rötung. Äußere Eindrücke sind unangenehm. Der Schmerz ist schlimmer durch warmes Essen, Getränke und Bettwärme. Allgemeine Verschlimmerung nachts. Kaffee verschlimmert sehr. Der Schmerz kann sich zum Ohr, Auge oder Kopf, besonders in die Schläfen erstrecken. Der Kranke ist sehr gereizt und nichts stellt ihn zufrieden. Er schreit und weint vor Schmerzen.

Coffea cruda

Bei diesem Mittel finden wir eine extreme Überempfindlichkeit auf Schmerzen, dabei können die Zähne ganz gesund sein. Der Kranke empfindet die Schmerzen als unerträglich, er wird dadurch sehr unruhig, findet keinen Schlaf. Die starken Schmerzen bringen ihn zur Verzweiflung und zum Weinen. Das Gesicht ist gerötet. Herzklopfen findet man manchmal als Begleitsymptom. Die Schmerzen sind besser durch kaltes Wasser. Das Wasser muß aber sehr kalt sein. Am liebsten lutscht er Eiswürfel.

Wenn der Zahn kariös ist, dann geben Sie bei den obigen Symptomen **Coffea tosta** (geröstete Kaffeebohnen).

Bei Gesichtsneuralgien tun dem Coffea-Menschen äußerlich kalte Anwendungen gut sowie kaltes Wasser im Mund bei Zahnschmerzen.

Mittel, die sowohl für den akuten als auch für den chronischen Zahnschmerz in Frage kommen

Kreosotum

Die Schmerzen rühren von schlechten Zähnen her. Kreosotum ist besonders wichtig, wenn sich die Zähne in einem miserablen Zustand befinden. Bei den Kreosotum-Schmerzen findet man selten brauchbare Modalitäten, höchstens als Begleitsymptom einen furchtbar schlechten Mundgeruch, der von den Zähnen herrührt. Die Schmerzen können sich auf verschiedene Weise zum Kopf erstrecken bis in die Schläfen, Augen, Ohren und ins ganze Gesicht.

Der Kreosotum-Mensch ist sehr schlecht gelaunt, aber es tut ihm gut, wenn er getröstet und in den Arm genommen wird.

Lyssinum

Lyssinum (Tollwutnosode) ist ein wichtiges Mittel bei hartnäckigen Zahn- und Gesichtsneuralgien vor allem während der Schwangerschaft. Auf jeden Fall ist es zu empfehlen, wenn der Betreffende irgendwann einmal von einem Hund gebissen wurde. Lyssinum-Typen sind aktive Menschen, die alles anpacken und erledigen. Die stechenden oder ziehenden Schmerzen erstrecken sich oft zum Ohr oder Gesicht oder umgekehrt vom Kopf bzw. Ohr zum Zahn, speziell zu kariösen Zähnen. Oft hat er ein Gefühl, als ob das Blut von der Brust in den Kopf hochwallt. Der Kopf fühlt sich zum Bersten mit Luft gefüllt an. Die Zähne reagieren sehr empfindlich auf Säure.

Die Schmerzen kommen nachts verstärkt wieder. Verlangen nach Apfelmus oder warmer Schokolade kann unter diesen Umständen ein Hinweis auf Lyssinum sein.

Magnesium carbonicum

Die blitzartig einschießenden Schmerzen von Mag-c. treiben den Betroffenen aus dem Bett. Er muß hin- und hergehen, obwohl das meist den intensiven Schmerz nicht bremst, aber in der Ruhe sind die Schmerzen nicht zu ertragen. In schlimmen Fällen läuft der Kranke von Zimmer zu Zimmer, hält die schmerzhafte Seite und bewegt den Kopf ständig.

Die Schmerzen sind schlimmer durch Berührung, nachts und durch Kälte (Luftzug). Jeder Temperaturwechsel oder kaltes Wetter verschlimmert oder löst den Schmerz aus.

Mercurius solubilis

Mercur (Quecksilber) ist relativ häufig angezeigt oder es kommt als Folgemittel in Frage. Die Schmerzen sind besonders in kariösen Zähnen und strahlen in Kopf, Ohr, Augen oder Gesicht aus. Häufig schwillt die betroffene Wange an. Die Schmerzen sind schlimmer abends, im Bett, besonders um 21 Uhr, aber auch die ganze Nacht und in der Ruhe.

Der Kranke fröstelt, wenn der Schmerz nachläßt. Warmes verschlimmert immer, kaltes Wasser kann manchmal bessern, aber in der Regel verschlimmert Kaltes auch. In Zusammenhang mit einem Zahnfleischabszeß oder Furunkel ist es ein wichtiges Mittel.

Auf der schwammig-geschwollenen Zunge sieht man häufig Zahneindrücke. Reichlicher Speichelfluß ist die Regel.

Sepia

Sepia kommt häufig in der Schwangerschaft in Frage. Hier führen eher Allgemeinsymptome zum Mittel. Der Sepia-Mensch fühlt sich benebelt, benommen und überarbeitet; die Schmerzen sind nachts schlimmer, aber wenn der Betroffene etwas schlafen kann, nehmen sie ab.

Kaltes und Warmes verschlimmert. Die Schmerzen sind oft morgens beim Aufwachen da, tagsüber nicht, außer wenn der Kranke etwas Süßes ist.

Syphilinum

Dies ist ein sehr wichtiges Mittel, wenn scheinbar gut passende Homöopathika versagen, und die Schmerzen treiben den Kranken, vor allem nachts, fast zum Wahnsinn. Verzweiflung und Hoffnungslosigkeit lassen Gedanken an Selbstmord aufkommen, die Schmerzen zwingen einen aus dem Bett und zu einem nächtlichen Spaziergang. Sie können auch tagsüber weiter anhalten. An Schlaf ist meist nicht zu denken. Nur in den Morgenstunden kann der Geplagte eine Handvoll

Schlaf bekommen, wobei ihm der Speichel aus dem Mund fließt. Tags werden die Schmerzen im günstigsten Fall erträglicher, nur durch Essen und warme Getränke flackern sie garantiert wieder auf. Manchmal verschlimmern auch kalte Getränke. Der Betroffene hat das Gefühl, seine Zähne seien locker. Es kann reichlicher Speichelfluß vorhanden sein.

Es gibt nur eine einzige Methode, um den Schmerz einigermaßen erträglich zu machen: Zähne zusammenbeißen, Augen zu und durch. Der Druck auf die Zähne kann noch gesteigert werden, indem beide Hände gegen den Unterkiefer gepreßt werden.

> **Dosierung**
> Das passende Mittel wird in der C30 - C200 eingenommen. Geben Sie drei Tropfen auf ein halbes Glas Wasser, rühren es gut im Uhrzeigersinn um und nehmen Sie davon jeweils alle zwei Stunden einen Schluck. Vor jeder Einnahme wird erneut umgerührt.

Belastung durch Zahnherde

Die Zähne stehen in einer energetischen Beziehung zu den Organen, der Wirbelsäule, dem Muskelapparat, Nervensystem und der Psyche. Füllungen in den Zähnen können den Energiefluß stören, den Zahn zu einem Herd und damit zu einer Bedrohung für ein bestimmtes Körperteil werden lassen. Auf dem Schema auf der nächsten Seite können Sie ablesen, welches Organ welchem Zahn zugeordnet ist. Durch Tests, z.B. Kinesiologie, kann man herausfinden, welches Körperteil betroffen ist. In der Neuraltherapie wird ein örtliches Betäubungsmittel an einen belasteten Zahn gespritzt. Nach etwa 20 Minuten spürt der Mensch plötzlich das durch den Herd betroffene Körpergebiet.

Ein Herd kann sein: ein toter Zahn, nah an der Zahnwurzel liegendes Amalgam, „quecksilberdurchtränkte" schwarze Zähne, Amalgam unter Gold, Amalgamsplitter im Kiefer, gifthaltige Zahnwurzeln, Vereiterungen, vor allem wenn sie durch Füllungen oder Prothesen eingeschlossen sind. Eiterherde lassen sich in der Regel sehr gut homöopathisch behandeln, sofern sich der Zahn durch eine zu starke Quecksilberbelastung nicht mehr regenerieren kann.

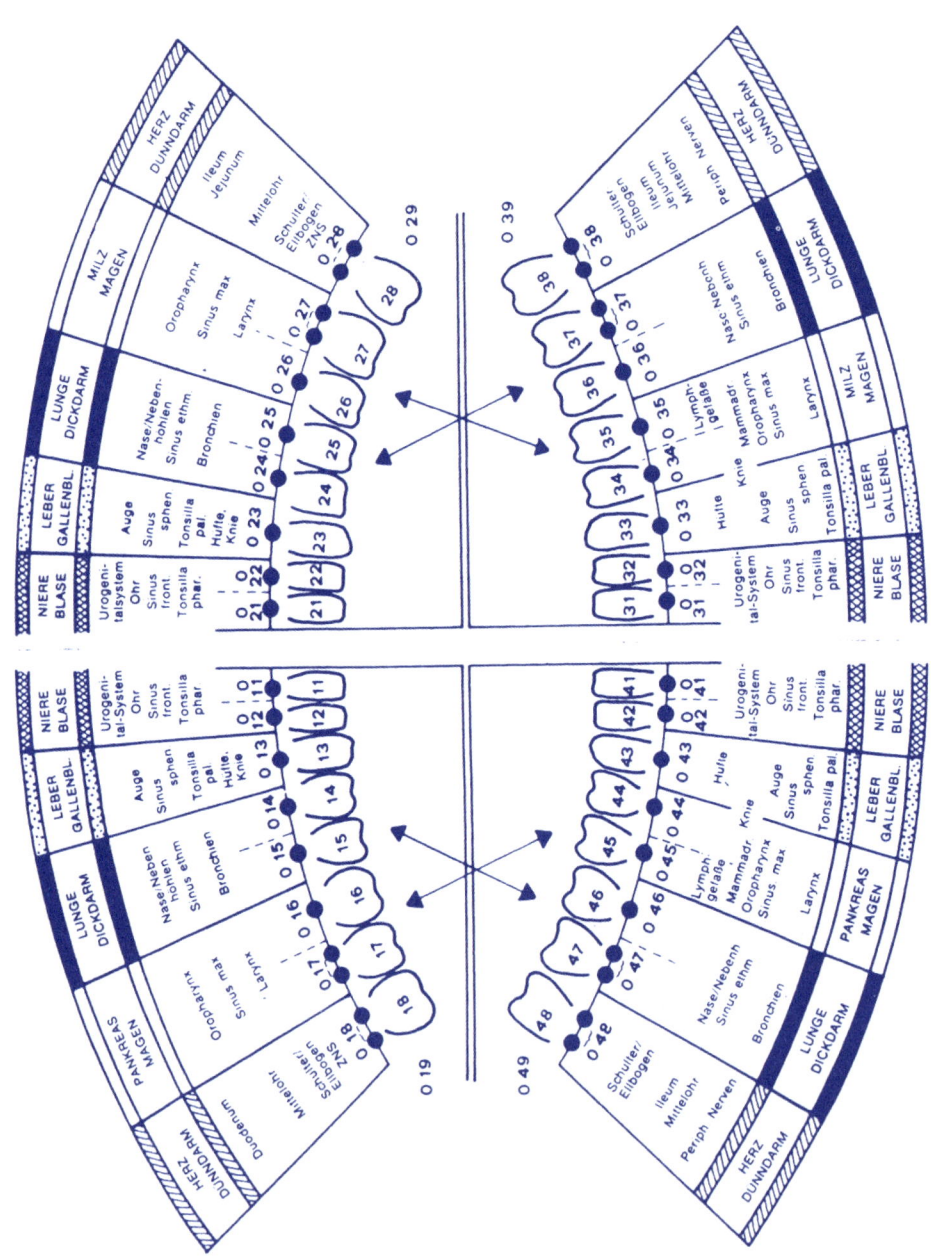

Abbildung 1.5: Schema der Beziehungen der Zähne zu den Organen

Amalgam – Gift oder Arzneimittel?

von Dr. med. dent. Margit Motzko-Schölß

Seit einigen Jahren ist die Diskussion um das Zahnfüllungsmaterial Amalgam wieder sehr heftig entbrannt. In einem Merkblatt einer Verbraucherschutzorganisation, das mir ein Patient vor ein paar Monaten in die Hand drückte, liest sich das folgendermaßen:

„Wer Karies hat, geht zum Zahnarzt. Der bohrt ein Loch in den Zahn und stopft Amalgam hinein. Amalgam ist viel verwendet, aber gefährlich! Es enthält 50 % Quecksilber, einen der heimtückischsten und giftigsten Stoffe, die es überhaupt gibt. Warum wohl, werden Sie sich fragen, wird einem Menschen dieses Gift in den Mund gestopft?"

Die Worte dieser Verbraucherschutzorganisation sind eine ziemlich massive Anklage. Grundsätzlich wäre es falsch, sich polemisch gegen dieses Merkblatt aufzulehnen. Es ist bestimmt an der Zeit, den Stimmen der Wissenschaftler Gehör zu schenken, die eine Gefährdung und Schädigung der Gesundheit durch Amalgam nachgewiesen haben – auch wenn Amalgam nach dem deutschen Arzneimittelgesetz als Vollarzneimittel zugelassen ist. Wie ist das möglich, wo doch seit einigen Jahren sämtliche anderen quecksilberhaltigen Arzneimittel vom Bundesgesundheitsamt wegen gesundheitlicher Schädigung verboten sind?

Was ist Amalgam? Wie ist es entstanden?

Amalgam ist eine Legierung aus zwei Komponenten: Die eine Komponente ist das Quecksilber (ca. 40 - 50%), die andere das Legierungspulver, bestehend aus Silber (Ag), Zinn (Sn), Kupfer (Cu), Quecksilber (Hg) und Zink (Zn).
Die Bezeichnung Amalgam kommt vom Griechischen 'mala gama' und bedeutet "weiche Masse". Früher hatten die Zahnärzte ausschließlich Metalle als Füllmaterial zur Verfügung. Diese mußten weich und plastisch sein, um sie in den Zahn einbringen zu können; für ihre Beständigkeit war es wichtig, daß sie dann im Zahn erhärten. 1826 entwickelte der französische Zahnarzt Taveau (Paris) eine Silberpaste, die diese Anforderungen erfüllte: Er feilte Silbermünzen und vermischte sie mit Quecksilber. Da die Silbermünzen auch noch andere Metalle enthielten, wie Kupfer und Zink, war das das erste Amalgam. Bald wurde es in vielen Praxen verwendet, auch in Amerika, 1840 aber wieder verboten, da sich schon damals Warnungen vor Quecksilbervergiftungen häuften. Jedoch wurde es auf Druck seitens der Industrie 1955 wieder zugelassen.

1926 beschreibt der Chemiker Prof. Dr. Alfred Stock aus Berlin in einer wissenschaftlichen Arbeit deutlich die Gefahren von Quecksilberdampf. Prof. Stock, der selbst quecksilbergeschädigt war, kam zu dem Schluß, daß viele Symptome, wie Depression, Ermüdung, Gedächtnisschwäche und Mundentzündungen, oft durch Quecksilber hervorgerufen werden, das dem Körper durch Amalgamfüllungen in kleinen Mengen kontinuierlich zugeführt wird. (1, siehe Literaturverzeichnis auf S. 76)

„Es wird dann wahrscheinlich festgestellt werden, daß das gedankenlose Einführen von Amalgam als Füllstoff für die Zähne ein schweres Vergehen an der Menschheit ist."

1989 belegt der Toxikologe Dr. M. Daunderer in einer Untersuchung an 800 Patienten die toxische Wirkung von Amalgam und spricht sich für ein striktes Verbot von Amalgam aus. Für ihn sind Quecksilberamalgam-Zahnfüllungen als Kunstfehler zu betrachten. (2)
In der ehemaligen UDSSR sind Amalgamfüllungen seit 1985 verboten.
In Deutschland wurden für das Füllen der Seitenzähne jährlich ca. 20 Tonnen Quecksilber verbraucht. (Stand 1996)

Quecksilber

Quecksilber ist ein Schwermetall und als starkes Umwelt- und Stoffwechselgift bekannt. Quecksilber reichert sich unter anderem in den Haaren, in der Haut, dem Speichel, der Leber und den Nieren und vor allem im Gehirn ab.
Es ist von unserem Körper nur sehr schwer abbaubar – in Gehirn und Nieren hat es z.B. eine Halbwertszeit von 18 Jahren. (2) Prof. Till hat nachgewiesen, daß sich zuerst der Kieferknochen und die Zahnwurzel mit Quecksilber anreichern; über die Pulpa gelangt das Hg dann in die Blutbahn. Am giftigsten sind Dämpfe und feiner Staub von Quecksilber. Es wurde festgestellt, daß z.B. beim Kauen von Kaugummi nach 15 Minuten die Konzentration von Hg in der Atemluft um das Vierfache erhöht sein kann. (2)

Herausgelöst wird das Quecksilber aus den Füllungen durch Korrosion, durch Abrieb beim Kauen, durch saure oder heiße Speisen und durch Verwendung von fluorhaltigen Zahnpasten.

Auch galvanische Mechanismen spielen hierbei eine Rolle: Oft befinden sich in einem sanierten Gebiß verschiedene Metalle. In diesen Fällen wirkt der Speichel als Lösungsmittel, und es kann ein Strom zwischen den Metallen gemessen werden – bekannt sind bis zu 700 mV. Tolerierbar sind nach Thomsen maximal 100 mV.

Die permanente Strombildung im Mund bewirkt eine elektrolytische Zersetzung der Füllungsoberfläche und somit wieder ein Freiwerden von Hg. Der Augenarzt H. Raue stellte mittels Strommessung mit dem Elektroakupunkturgerät nach Voll fest, daß erhöhte Mundstromwerte verantwortlich sind für eine Therapieresistenz verschiedenster Krankheitsbilder. (3)

Symptome einer Amalgamvergiftung

Amalgam erzeugt in diesen Fällen also eine Blockade. Wie äußert sich eine Unverträglichkeit gegenüber Amalgamfüllungen – respektive eine Quecksilbervergiftung? Zunächst ist ein Zusammenhang zwischen den ersten Symptomen einer Amalgam-Intoxikation und den im Mund befindlichen Amalgam-Füllungen nicht immer sofort klar erkennbar. Es handelt sich um Symptome, die viele Menschen anfangs noch dem Bereich des 'Normalen' zuordnen, wie *Kopfschmerzen, Migräne, Schlafstörungen, Gereiztheit, schnelle Ermüdung, geringer Appetit.*

Aber allmählich werden diese Symptome immer heftiger, und es kommen weitere hinzu, wie *vermehrte Speichelbildung oder trockener Mund, Gingivitis, Durchfall oder Erbrechen, Stuhl- bzw. Harnzwang, Ohrensausen, Gelenkbeschwerden, Hautaffektionen, Haarausfall, Sehstörungen, Herzrhythmusstörungen, eine erhöhte Neigung zu Erkältungskrankheiten, massive Schwächung des Immunsystems, Sensibilitätsstörungen an den Extremitäten und im Mundbereich (entsprechend dem Krankheitsbild von MS)* und noch viele mehr.

Sehr gravierend ist dabei die ausgeprägte psychische Beteiligung: eine **starke Verminderung des Selbstwertgefühls**; *eine zunehmende Angst vor Kontakten mit der Umwelt; die Patienten ziehen sich völlig zurück und können selbst ihrer Arbeit nicht mehr nachgehen, sie leiden an massiver Depression bis zum Gedanken an Selbstmord.*

Ausscheidungsverfahren bei Quecksilber

Wie bereits erwähnt, erfolgt die Aufnahme des Quecksilbers über den Speichel, über die Atmung und über den Blutweg oder entlang der Nervenbahnen. Laut Dr. Daunderer beruht die Vergiftungserscheinung vor allem auf der Zerstörung der Neuronen von Groß- und Kleinhirn. (2) Ihm ist es auch gelungen, das im Gehirn und in anderen Depots angereicherte Quecksilber mittels injiziertem DMPS* zu mobilisieren, so daß es über den Urin ausgeschieden werden kann. Die anschließenden Messungen des Quecksilbers im Urin ergaben in einigen Fällen Werte bis zum 800-fachen des Normwertes gegenüber einem Patienten ohne Amalgam und ohne Vergiftungserscheinungen. Mittels DMPS wurde eine Ausscheidung von Arsen, Blei, Cadmium, Quecksilber und Zink bewirkt (2). Bei der Entfernung von alten Amalgamfüllungen müssen besondere Vorsichtsmaßnahmen ergriffen werden, um einer weiteren Giftaufnahme vorzubeugen, die einer Verweilzeit von etwa 10 weiteren Jahren entspräche. Amalgamfüllungen sollten in möglichst großen Teilstücken entfernt werden. Es sollte ein Kofferdammschutz (Gummischlitztuch, welches Quecksilberdämpfe abhält) gebildet werden. Wichtiger als eine rasche Amalgamentfernung ist eine schonende Behandlung.

Auf Amalgam sind auch **allergische Reaktionen** bekannt. Es zeigen sich verschiedene Symptome wie *Ekzeme im Gesicht und an den Extremitäten, Empfindlichkeit und Trockenheit im Mund, Gingivitis, erhöhte Temperatur etc.* (2)

Kommt ein mit Amalgam belasteter bzw. vergifteter Patient zur homöopathischen Therapie, so ist ganz besonders die Tatsache zu berücksichtigen, daß Amalgam aus mehreren Metallen besteht. Es entspräche nicht dem homöopathischen Gesetz *„similia similibus curantur"*, wenn man jeden Fall einer Amalgam-Intoxikation mit **Mercurius** zu behandeln versucht (siehe Seite 75).
Es ist ganz wichtig, eine genaue Repertorisation der Symptome vorzunehmen und entsprechend das Mittel zu wählen. Denn für die Beschwerden des Patienten können neben Quecksilber (Mercurius) genauso die anderen Metalle in Frage kommen, wie Kupfer (Cuprum), Zink (Zincum), Zinn (Stannum), Silber (Argentum met.). Mir ist der Fall einer Patientin bekannt, bei der Mercurius D 20 über einen längeren Zeitraum zur Entgiftung von Amalgamfüllungen verordnet wurde.
Die Patientin produzierte nach einiger Zeit Symptome von Mercurius: Sie bekam heftige Knochenschmerzen, und das Mittel mußte abgesetzt werden. Daher möchte ich einige spezielle Symptome zu den oben genannten Metallen aufführen.

---

* Dimercaptopropansulfonsäure ist eine Thiol-Verbindung und wirkt als Chelatbildner. DMPS wird als Antidot bei Metallvergiftungen eingesetzt.

Symptome der Amalgamkomponenten

Mercurius solubilis - Quecksilber

Mund: metallischer, saurer Geschmack, Brennen, schlechter Mundgeruch, Schwellung der Mandeln.

Zahnfleisch: schwammig, blutend geschwollen.

Zunge: geschwollen, schlaff, Eindrücke von den Zähnen.

Haut: übler Geruch des ganzen Körpers; profuse Schweiße, die keine Linderung des Leidens bringen; Hautjucken.

Allgemeines: Gewichtsabnahme; Frieren; Zittern; Infektanfälligkeit; Allergie. Krämpfe z.B. des Enddarms. Hör- und Sehstörungen, Kopfschmerzen.

Geist: schlechtes Gedächtnis; schwacher Wille; Angst; Furcht, den Verstand zu verlieren; Depression; Suizidgedanken.

Argentum metallicum - Silber

Atmungsorgane: große Schwäche in der Brust; spricht heiser und leise; krächzender Husten.

Allgemeines: Kopf- und Herzbeschwerden; Schwindel; Zittern, Ohrensausen; Neuralgie beginnt schleichend, endet plötzlich, Gelenks- und Muskelschmerzen.

Geist: große Vergeßlichkeit; Alpträume; psychische Instabilität.

Cuprum - Kupfer

Krämpfe: Zuckungen der Finger und Zehen bis zu Krämpfen; Magenschmerzen mit Krämpfen und evtl. folgendem Erbrechen; Krämpfe bei Dysmenorrhoe, Epilepsie; Veitstanz, Koliken, Verstopfung, Analkrampf, allgemeine Schwäche.

Geist: geistige und körperliche Erschöpfung; verwendet Worte, die er nicht meint, d.h. Begriffe werden falsch angewendet.

Zincum - Zink

Sehr große Erschöpfung; ein unaufhörliches, heftiges Unruhegefühl in den Füßen und Beinen; muß diese dauernd bewegen; krampfartiges Zucken verschiedener Muskeln; allgemeines Zittern; eventuell Lähmung.

Stannum metallicum - Zinn

Große Schwäche in der Brust, kann vor Schwäche nicht sprechen; Husten.

Schmerzen: neuralgische Schmerzen, die bis zu einer Spitze allmählich zunehmen und dann langsam wieder abnehmen, Kopf- und Gesichtsschmerzen.

Magen: Magen-, Nabel-, Unterleibskoliken; Erbrechen wegen Küchengerüchen.

Geist: sehr niedergeschlagen, mutlos, möchte immer weinen.

Beachtenswert für eine homöopathische Therapie

Bei einer Anamnese kann für die Mittelwahl ein Blick in die Mundhöhle des Patienten unter Umständen sehr aufschlußreich sein: einmal, um die Zahnsubstanz, die Beschaffenheit des Zahnfleisches und die Zunge zu beurteilen, zum anderen, um zu sehen, ob und wie das Gebiß saniert ist. Befinden sich Amalgamfüllungen oder Metalle anderer Art (z.B. Goldkronen) im Mund, so kann eine Mundstrommessung ein weiterer wichtiger Untersuchungsbestandteil sein u.a., wenn man die vorab erwähnte Blockade durch Mundströme berücksichtigt (3). Eine Therapieresistenz bei gut gewählten homöopathischen Mitteln kann z.B. daher rühren. Liegt hier ein positiver Befund vor, sollten die Amalgamfüllungen unbedingt entfernt werden. Verschiedene Autoren haben herausgefunden, daß erst nach Entfernen aller Amalgamfüllungen die Beschwerden besser werden bzw. ganz verschwinden. Unter Umständen kann aber die rasche Entfernung vieler Amalgamfüllungen, angesichts des schon sehr geschwächten Allgemeinzustandes des Patienten, zu belastend sein. In solchen Fällen trägt bereits die Entfernung der Füllungen, die eine erhöhte Stromintensität zeigen, schnell zu einer bemerkenswerten Besserung bei:

Ein Patient berichtete, daß er nach Legen einer neuen Amalgamfüllung (alte befanden sich bereits im Mund) starke Sensibilitätsstörungen in den unteren Extremitäten bekam, die ihn ganz rasch gehunfähig werden ließen. Er war bereits mit der Diagnose Multiple Sklerose aus einer der vielen Untersuchungen entlassen worden, als er seinen Zahnarzt veranlaßte, diese Füllung wieder zu entfernen. Die Symptome, die nach dieser Füllung entstanden waren, verschwanden allmählich. Begleitend zur Amalgamentfernung sollten das Quecksilber bzw. die anderen Metalle aus den Körperdepots ausgeleitet werden, z.B. unter Beachtung der angegebenen Symptome und unter Einbeziehung der Mittel, die für 'Beschwerden durch Quecksilberabusus' bekannt sind.

Welche Konsequenz entsteht hieraus für Patienten und Behandler? Auf einem Symposium für betroffene, sprich amalgamgeschädigte Patienten mit Zahnärzten und dem Toxikologen Dr. M. Daunderer und anderen kam ich zu folgendem Schluß: Es gibt unzählig viele Menschen, die Amalgamfüllungen im Mund haben und diese anscheinend völlig beschwerdefrei tolerieren. Es gibt aber auch sehr viele Menschen, die durch Amalgamfüllungen eine schwere Erkrankung bzw. Vergiftung erlitten haben. Nach einer Odyssee durch die verschiedensten Spezialkliniken, zum Teil bis in eine Nervenklinik, konnten sie erst nach Entfernung sämtlicher Amalgamfüllungen und Ausleitung des Quecksilbers und der anderen Legierungsmetalle aus den Körperdepots Beschwerdefreiheit erlangen.

Wie schon erwähnt, hat Dr. M. Daunderer in 800 Fällen Vergiftungen durch Quecksilber nachgewiesen. (2)

Im Mund unbedenklich – aus dem Mund umweltgefährlich?

Selbst wenn es nur ein Fall wäre: Sollte das nicht genügen, um dieses Material nicht mehr als Arzneimittel zu verwenden? Das soll nicht heißen, daß zwingend jeder Patient, der bisher problemlos Amalgamfüllungen im Munde hat, diese alle sofort entfernen lassen muß.

Aber können wir einen Füllstoff in die Zähne eines Patienten einbringen, der, wenn er aus diesen wieder herausgebohrt wird, als Sondermüll zu behandeln ist?

Seit dem 1.1.1991 muß jede Zahnarztpraxis ihr Amalgam als Sondermüll entsorgen, d.h., alle Amalgampartikel, die aus dem Mund des Patienten abgesaugt werden und so in das Abwasser gelangen würden, müssen zu 95% herausgefiltert werden. Können wir es verantworten, daß z.B. bei Kindern und Schwangeren Amalgam verwendet wird, wenn vor Nierentransplantationen oder bei Multiple Sklerose die Entfernung sämtlicher Amalgamfüllungen verlangt wird? Vor all diesen Fragen steht heute ein verantwortungsbewußter Zahnarzt.

Ein weiterer Nachteil von Amalgam: Randspaltbildung mit Kariesentwicklung unter der Füllung!

Welches Füllmaterial kann als Alternative angeboten werden?

1) **Kunststoffe** (Composites), die ebenfalls plastisch in die zu versorgenden Zähne eingebracht werden können.

Kunststoff entspricht im Seitenzahnbereich nicht den Anforderungen an eine dauerhafte Füllung. Er ist zu weich und hält dem Kaudruck nicht stand. Spaltbildung an den Füllungsrändern begünstigt Sekundärkaries und bei tiefen Defekten ein vorzeitiges Absterben des Nervs. Ein stärkerer Abrieb des Kunststoffes im Vergleich zu den Zähnen macht ihn für große Aufbaufüllungen ungeeignet. Zusätzlich muß man beachten, daß allergische Erscheinungen eventuell auch auf Kunststoffe und die Spezialzemente für Porzellan- bzw. Kunststoff-Inlays auftreten können.

2) **Gegossene Goldfüllungen** (Inlays), die nach Herstellung in einem Labor mit Zement in den Zähnen befestigt werden. Ebenso kann man heute solche Inlays aus Kunststoff oder Porzellan herstellen und mit einem Kunststoff-Spezial-Zement („Kleber") befestigen.

Gold hat im Hinblick auf sein mechanisches Verhalten und seine Dauerhaftigkeit die besten Eigenschaften für eine lange Versorgung der Zähne. Wegen der hohen Kosten für den Patienten hat es aber eine eingeschränkte Indikation. Und es gibt auch hier einige Patienten, die gegenüber Gold empfindlich reagieren.

3) **Keramik** – Hierbei ist ringsherum Zahnschmelz als Kontaktfläche erforderlich.

In jedem Fall muß also ganz individuell entschieden werden, welches Füllungs-material zur Verwendung kommen darf. Grundsätzlich kann man von keinem einzigen Füllungsmaterial mit 100%iger Sicherheit behaupten, daß es völlig ohne Auswirkung auf den menschlichen Organismus angewendet werden kann. Vielleicht wird hier deutlich, was in Zukunft die eigentliche Aufgabe für Patienten und Zahnärzte ist:

⇒   Zahnkaries und Mundkrankheiten vorzubeugen!

⇒   Die Kinder davor zu bewahren, kariöse Defekte an den Zähnen zu bekommen!

⇒   Eine bewußte Ernährung, gute und regelmäßige Mundhygiene und eine konstitutionelle homöopathische Behandlung werden dazu beitragen, unsere Zähne und uns gesund zu halten.

Dr. Margit Motzko-Schölß, Zahnärztin, Hüttenstraße 4, 87600 Kaufbeuren, Tel. 08341/62393

Literaturnachweis siehe Anhang

Zusätzliche Quecksilberbelastungen

Kakao – Quecksilber und andere Schwermetalle wie Cadmium befinden sich in größeren Mengen in Kakao, der nicht nach biologischen Richtlinien erzeugt wird. Besonders belastet sind kakaohaltige Getränke und manche Schokoladenmarken, unabhängig vom Verkaufspreis.

Impfungen – Eine weitere Erhöhung des Quecksilberspiegels im Körper erfolgt durch die Impfungen. Rechnet man alle Impfungen zusammen, ergibt sich dadurch eine Quecksilberbelastung, die den zulässigen Grenzwert – der sowieso sehr hoch angesetzt wird – bei einem Erwachsenen bei weitem überschreitet. Der Grenzwert gilt nur für die orale Aufnahme von Quecksilber, bei den Impfungen jedoch wird das Schwermetall in den Muskel oder direkt in die Blutbahn gespritzt. Insofern können auch die Impfungen indirekt Karies bewirken.
(Quelle: Homöopathischer Ratgeber Nr. 15 – Impffolgen behandeln)

Was können Sie bis zur Amalgamentfernung tun?

Vermeiden Sie Fluor-Zahnpasten, essig- oder zitronensäurehaltige Salate, heiße Getränke oder Speisen, Kaugummis, das Einatmen von Holzgiften (Formaldehyd, PCP, Lindan). Trinken Sie vor und nach dem Herausbohren der Amalgamfüllung einen halben Liter Milch und sorgen Sie in der Zeit nach der Entfernung für genügend Flüssigkeitszufuhr.

Neben der homöopathischen Behandlung können Sie folgende Maßnahmen ergreifen, um sich vor der quecksilberbedingten Energielosigkeit zu schützen: früh aufstehen, Wechselduschen, Leuchtstoffröhren mit Tageslichtspektrum, keine dunkle Kleidung tragen, keine Genußmittel, viel Bewegung an frischer Luft, etwas für die Seele tun, singen, musizieren, tanzen usw.

> **Kein Amalgam in Singapur!**
> In Singapur wird seit mindestens 1980 kein Amalgam mehr für Zahnfüllungen verwendet. Alternativrohstoffe für Füllungen wie Porzellan und Kunststoffe werden aus Deutschland importiert. Die singapurischen Zahnärzte verstehen die Welt nicht mehr, wenn sie deutschen Touristen in den Mund schauen, der meist voll von Amalgamplomben ist. Die verdutzten Deutschen sehen sich vor folgende Frage gestellt: „Warum verwenden deutsche Zahnärzte die guten Rohstoffe nicht selber, sondern exportieren sie in andere Länder, in denen Amalgam wegen seiner Giftigkeit nicht mehr angewendet wird?"

Die homöopathische Ausleitung von Amalgam und anderen Zahnwerkstoffen

Auf dem Markt werden heutzutage sehr viele verschiedene Zahnwerkstoffe, d.h. Zahnersatzstoffe und Füllungsmaterialien, angeboten. Bis heute ist das ideale Material, welches der Zahnsubstanz auch nur annähernd gleichkommt, noch nicht gefunden worden. Bei jedem Stoff lassen sich sowohl positive als auch negative Eigenschaften finden. Es handelt sich hier vor allem um Kunststoffe, Zemente, Metalle, wie Gold, Platin, Amalgam und Titan, sowie Porzellan. Erschwerend kommt hinzu, daß diese Materialien selber nicht einheitlich sind, sondern von den Herstellern nach verschiedenen Kriterien produziert werden. Man kann deswegen nicht pauschal sagen, daß Goldinlays bzw. Kunststoffüllungen gut oder schlecht für die Zähne oder den Organismus sind. Es gibt alleine hundert verschiedene Goldlegierungen und noch mehr Kunststoffe. Die billigen Goldlegierungen enthalten viel minderwertige Metalle, wie Zinn und Kupfer.

Ferner gibt es die Möglichkeit, Porzellan zum Füllen der Löcher zu verwenden. Heute halten Keramikinlays fast so lange wie Edelgoldfüllungen und werden deshalb gerne als ein neutralerer Füllstoff als Gold hingestellt. Aber auch Keramik enthält einen nicht unproblematischen Zusatz: nämlich radioaktive Substanzen. Heutzutage wird allerdings durch die Nahrung in den nach der Reaktorkatastrophe von Tschernobyl belasteten Gebieten mehr Radioaktivität aufgenommen, als Keramik ausstrahlt. Auch bei manchen ärztlichen Untersuchungen nimmt der Patient unwissend und bedenkenlos höhere Mengen an Radioaktivität auf.

Wie wir bereits erwähnten, kann auch die Frage nach der richtigen Zahnfüllung nur individuell beantwortet werden. Auch wenn Amalgam nach unserem heutigen Wissensstand als das schädlichste Material dargestellt wird, gibt es doch auch Menschen, denen es gar nichts ausmacht. Letztendlich muß uns klar sein, daß wir selbst für den Verschleiß und die Degeneration unserer Zähne verantwortlich sind. Wir müssen uns mit irgendeinem Zahnwerkstoff anfreunden, sonst bleibt uns nur die Wahl, ohne manche Zähne bzw. mit defekten Zähnen zu leben. Das am besten verträgliche Material sollte individuell im voraus in Zusammenarbeit mit einem Zahnarzt herausgefunden werden, der mit einer Methode zum Austesten vertraut ist.

Sie können aber als Patient wesentlich zu der richtigen Entscheidung mit beitragen, indem Sie sich auf der seelischen Ebene mit dem Problem auseinandersetzen und herausfinden, zu welchen Zahnmaterialien Sie sich hingezogen fühlen. Die

Sympathie für einen bestimmten Zahnfüllstoff sollte nicht von finanziellen Erwägungen abhängig sein. Es kann sonst leicht vorkommen, daß man das Vielfache von dem, was man meint gespart zu haben, später wieder zahlen muß. Wählen Sie unter all den angebotenen Materialien bewußt eines aus, welches Ihnen am besten geeignet erscheint. Wenn Sie sich mit diesem Stoff angefreundet und ihn akzeptiert haben, werden Sie damit später auch keine Probleme erleben. Auch wenn der Zahnwerkstoff von vornherein als unproblematisch dargestellt wird, wie z.B. bei Zahnprothesen aus Vollkautschuk, sollten Sie die vorher empfohlenen Überlegungen angestellt haben.

Wenn Sie zu den Menschen gehören, die ein unverträgliches Material im Mund haben, dann ist eine Zahnsanierung notwendig, welche homöopathisch oder allopathisch durchgeführt werden kann. Ohne diese können oft auch homöopathische Mittel nicht tiefgreifend helfen. Die Forschungen der letzten Jahre haben gezeigt, daß auch schwerste Erkrankungen, wie Polyarthritis und Multiple Sklerose, nach einer Zahnsanierung geheilt werden konnten. Nach der Entfernung von Amalgam und Schwermetallen haben Sie die Möglichkeit, diese Metalle z.B. mit dem von Dr. Daunderer empfohlenen Medikament DMPS nach dem allopathischen Prinzip auszuleiten, wobei Nebenwirkungen allerdings nicht immer zu vermeiden sind. In der Homöopathie gibt es sanftere Möglichkeiten, um diese Stoffe auszuleiten. Der homöopathische Prozeß braucht zwar einen längeren Zeitraum, aber er hat den ganzheitlichen Effekt, Sie von diesem Stoff auf allen Ebenen, geistig, seelisch und körperlich, zu befreien, und verursacht keine unangenehmen Nebenwirkungen.

Das tautopathische Ausleitungsverfahren

Wie wir schon gesehen haben, ist eine Unverträglichkeit keine rein physische Angelegenheit, sondern die Ursachen liegen auch im seelischen Bereich, und mit den rein körperlichen Maßnahmen können die seelischen und geistigen Ursachen nicht beseitigt werden. Neben dem Entfernen der unverträglichen Stoffe scheint uns die tautopathische Begleitbehandlung zusammen mit diätetischen Maßnahmen und individuell veränderter Lebensweise die empfehlenswerteste Methode zu sein. Unter **Tautopathie** versteht man eine spezielle Anwendung der homöopathischen Methode, in der der unverträgliche Stoff potenziert verabreicht wird. Nachdem nun unzählige verschiedene Zusammensetzungen der Zahnwerkstoffe auf dem Markt existieren, bleibt uns manchmal nichts anderes übrig, als das in unserem Mund befindliche Material potenzieren zu lassen und zu verabreichen.

Die ganze Behandlung erstreckt sich über einen Zeitraum von etwa eineinhalb Jahren. Dabei können auch gleichzeitig andere homöopathische Mittel eingenommen werden, wenn der Zustand es gebietet. Die Entfernung des unverträglichen Materials kann nun in viel kürzeren Zeitabständen unternommen werden, da die tautopathische Behandlung dies sehr unterstützt. Das heißt, die Zähne können längst mit neuen Legierungen gefüllt sein, aber die homöopathische Ausleitung wird noch ein bis eineinhalb Jahre weitergeführt.

Die Ausleitung von Amalgam, Palladium und Gold

Es wird eine bestimmte Potenz des krankmachenden Füllungsmaterials oder Zahnwerkstoffes so lange gegeben, bis die Wirkung nicht mehr befriedigend ist. In der Regel beträgt dieser Zeitraum 2 bis 8 Wochen, bei höheren Potenzen kann er noch länger sein. Anfänglich nehmen Sie die C200 ein- bis zweimal täglich, später gehen Sie auf die 500. und dann 1000. Potenz über. Die höheren Potenzen nehmen Sie je nach Intensität des Zustandes nur noch einmal wöchentlich oder noch seltener.

Bei einer Amalgamunverträglichkeit helfen **Mercurius solubilis oder Mercurius iodatus rubrum und Silberamalgam** in homöopathischer Form, das Gift aus dem Körper auszuleiten und die zellschädigende Information auf den feineren Ebenen zu löschen.
Bei einer Palladiumunverträglichkeit wird potenziertes **Palladium** verabreicht.
Negative Auswirkungen von Goldfüllungen werden mit **Aurum** behandelt.
Zusätzlich kann die Entgiftung durch **Allium sativa** D1-D6 und **Selen** D2-D6, zweimal täglich fünf Tropfen, unterstützt werden.
Essen Sie viel Vitamin A, C und E-haltige Nahrungsmittel, z.B. Keimlinge, Obst und frisches Gemüse!
Sie sollten sich viel körperlich bewegen, schwitzen und viel trinken, besonders Leber- und Nierentees.
Weitere Mittel zur Amalgamausleitung finden Sie auf Seite 75.

Palladiumvergiftung

Palladium wird seit 1986 vielfach als Grundstoff für die Herstellung von Zahnkronen, -inlays und -brücken verwendet, da es erheblich preisgünstiger als normales Zahngold ist. Palladiumlegierungen bestehen aus Metallverbindungen, in denen sich nur wenig Gold, aber viel minderwertige Metalle, wie Nickel, Kupfer, Kobalt, Gallium oder Silber in verschiedenen Anteilen befinden können. Palladium gehört zu den Platinmetallen. Über 100 verschiedene Legierungen sind auf dem Markt, deren Zusammensetzung vom Hersteller nicht in allen Einzelheiten preisgegeben werden muß. Wie sich das Metall im menschlichen Körper auswirkt, wurde bei seiner Einführung als Füllungskomponente nicht berücksichtigt. Das BfArM rät heute den Zahnärzten von dem Einsatz von Palladium-Kupfer-Legierungen ab. Palladium ist ähnlich wie Nickel ein starkes Allergen. Es korrodiert leicht als indium- und kupferhaltige Legierung, und wenn sich noch andere Metalle im Mund befinden. Das Metall lagert sich im Blut, Speichel, Gewebe und Knochen ab. Nach Entfernung des Zahnersatzes sinkt die Belastung in relativ kurzer Zeit deutlich ab.

Laboruntersuchungen deuten darauf hin, daß sich Palladium mit vielen Zellbestandteilen verbindet, die Wirkung vieler Enzyme hemmt und den Energiehaushalt von Muskeln und Nerven stört. Im Gegensatz zu Amalgamfüllungen machen sich die Symptome der Palladiumunverträglichkeit bereits nach relativ kurzer Zeit bemerkbar.

Symptome nach kürzerer Palladiumbelastung
Geist: Benommenheit, Schwindel, starke Nervosität, Erschöpfung, Müdigkeit, Abgeschlagenheit, Gedächtnisschwund, Depressionen.
Körperlich: migräneartige Kopfschmerzen, Augenbrennen, Allergie, Immunschwäche, geschwollene, schmerzende Lymphdrüsen am Hals.
Mundbereich: Schmerzen an Zähnen und Kiefer, starker Speichelfluß, Zungenbrennen, metallischer Mundgeschmack.

Symptome nach längerer Palladiumbelastung
Geist: Depressionen
Körperlich: Magen-, Darm-, Leber-, Blasen- und Nierenbeschwerden, Muskel- und Gelenkschmerzen, Ohrgeräusche, Schlafstörungen, Gewichtsverlust, Schweißausbrüche, Herzrhythmusstörungen, Nervenschmerzen im Gesichtsbereich, Nebenhöhlenentzündungen.

Zahn- und Kieferregulation

Funktionskieferorthopädische Geräte wie Zahnspangen und Brackets bedeuten häufig eine jahrelange Tortur für Kinder und Erwachsene. Oft ist diese Art der Behandlung mit großen Widerständen verbunden. Wenn man die Regulation schief stehender Zähne und deformierter Kiefer allein mit Spangen zu korrigieren versucht, sieht man den Menschen nicht mehr als Einheit von Körper, Geist und Seele. Die Beschaffenheit der Beiß- und Sprechwerkzeuge darf nicht isoliert betrachtet werden. Sie sind ein Ausdruck der Gesamtproblematik des Menschen. Eine homöopathische Behandlung kann hier neben anderen Therapien wie z.B. Wirbelsäulenregulation, Atemtherapie, Ileosakralbehandlung und anderen holistischen Methoden wahre Wunder wirken. Wir haben sogar nur mit Hilfe der Homöopathie ohne irgendwelche anderen unterstützenden Maßnahmen über einen Zeitraum von über 15 Jahren Heilungsprozesse bei der Regulierung von Zahnfehlstellungen erlebt, die wir nicht zu erhoffen gewagt hatten.

Bewahren Sie sich und Ihre Kinder vor allen Eingriffen, die nicht mehr rückgängig gemacht werden können! Häufig werden zu voreilig Zähne extrahiert, weil behauptet wird, der Kiefer sei zu klein. Durch die hochzivilisierten degenerierten Nahrungsgewohnheiten sowie die Umwelt- und Amalgambelastung kommt es allerdings in zunehmendem Maße zu einer Verengung des Kiefers. Solche Kieferanomalien, bei denen wirklich zu wenig Platz für die Zähne vorhanden ist, kommen bei normal entwickelten Kindern selten vor. In den meisten Fällen kann unter Einbeziehung der Homöopathie doch noch eine normale Entwicklung des kindlichen Kiefers stattfinden. Und selbst bei behinderten Kindern läßt sich noch einiges mit der Homöopathie ausgleichen. Bei einem Kind ist das Wachstum des Kopfes noch nicht abgeschlossen, und es läßt sich mit Sicherheit nicht voraussagen, wieviel Platz noch für die Zähne entstehen wird. Anders ist die Lage natürlich bei einem Erwachsenen.
Sogar bei 12-jährigen Kindern, die fast in der Pubertät waren, haben wir erlebt, daß eine homöopathische Kieferregulation ohne Zahnspange möglich ist. Allerdings muß der Patient hier genauso wie bei der kieferorthopädischen Behandlung sehr konsequent und über einen längeren Zeitraum dabeibleiben.

BEHANDLUNG
Bei einem zu engen Unterkiefer wird in jedem Fall eine Behandlung mit der Nosode **Syphilinum** über Monate und Jahre durchgeführt. Bei diesen Kindern finden wir immer auch andere konstitutionelle Hinweise für dieses Mittel.

> **Dosierung**
> Man fängt in der Regel mit der LM 30 und höher an und gibt sie alle 3-7 Tage. Wenn das Kind noch klein ist und wir uns mehr Zeit lassen können, genügen auch wöchentliche Gaben. Normalerweise reichen 2-3, bei schwerwiegenden Fällen, wie sie bei behinderten Kindern vorkommen, fünf Tropfen. Wenn ein Kind nach **Syphilinum** Kopfschmerzen oder andere Symptome bekommt, muß die Dosierung stark reduziert werden. Wenn ein Tropfen auf einen Eßlöffel Wasser noch zu stark ist, können Sie auch einen Tropfen auf ein halbes bzw. ein ganzes Glas Wasser geben, dieses wird umgerührt und davon bekommt das Kind einen Eßlöffel.

Zusätzlich werden immer andere Mittel zu **Syphilinum** gegeben, die konstitutionell zum Wesen bzw. zu anderen Zuständen des Patienten passen.

Zu den Konstitutionsmitteln, die die Kieferregulation fördern, gehören die Calzium-Salze **Calcium carbonicum**, **Calcium phosphoricum**, **Calcium silicata**, **Calcium fluor** und weiterhin **Phosphor**, **Fluoricum acidum**, **Natrium muriaticum** und **Silicea**.

Phosphor ist besonders wichtig, wenn der Oberkiefer zu eng ist. Eine Verabreichung über einen längeren Zeitraum ist notwendig. Hier wird **Syphilinum** nicht ohne weiteres ständig eingesetzt, nur zu den Zeiten, zu denen es angezeigt ist. Bei der gesamten Behandlungszeit, die sich über zwei bis fünf Jahre erstreckt, müssen wir **Syphilinum** jedoch viel Aufmerksamkeit schenken.

Weitere ganzheitliche Methoden:

– Die Kieferregulierung mit dem lose im Mund liegenden Bionator nach Prof. Balters und der Funktionsregler nach Prof. Fränkel wirken aufgrund ihrer Dynamik ganzheitlich.

– Mit einigen **Chakrablüten Essenzen** wie dem Blauen Strahl und der Magnetischen Essenz läßt sich die Tragedauer der Zahnspangen erheblich verkürzen.

– Außerdem ist die **orofaziale Bewegungstherapie nach Castillo Morales** zu erwähnen, die jedoch ggf. nicht mehr den aktuellen wissenschaftlichen Erkenntnissen entspricht.

– Die brasilianische Logopädin **Beatriz Padovan** hat eine ganzheitliche Methode zur Kieferregulierung entwickelt, die ebenfalls auf Körperübungen basiert – die **Padovan Methode** Neurofunktionelle Reorganisation. Bei diesen Übungen können die Grundbedürfnisse und Bewegungen des Kindes, die in der frühesten Jugend nicht richtig ausgelebt werden konnten, nochmals im vollen Umfang erlebt werden. Damit können die Blockaden, die in einem bestimmten Entwicklungsstadium festgelegt wurden, aufgelöst werden, und der Körper kann wieder eine richtige Symmetrie finden. In Deutschland wird diese Methode in der Praxis von Dr. med. dent. Treuenfels in Eutin angewandt. (Siehe auch www.padovan-gesellschaft.de)

Die Versiegelung der Zähne

Das Versiegeln der Zähne ist eine verhältnismäßig neue Methode, um die Zähne von Kindern vor Karies zu schützen. Sie wird heute von zahlreichen Zahnärzten empfohlen oder routinemäßig durchgeführt.

Viele Eltern sind verunsichert, da in der Praxis häufig kaum Zeit bleibt, um über diesen Punkt genügend aufzuklären. Wie immer in der Homöopathie, so muß auch diese Methode individuell beleuchtet werden. Eine routinemäßige Durchführung der Versiegelung ist mit Sicherheit nicht zu befürworten, denn es werden Kunststoffe verwendet, die zum Teil mit Fluorionen angereichert sind. Als Sonderform gibt es die erweiterte Fissuren-Versiegelung. Wenn die Versiegelung bedenkenlos gemacht wird, kann sie bei manchen Menschen die Allergiebereitschaft erhöhen. Es empfiehlt sich aber, sie bei Kindern durchzuführen, deren Kauflächen tief gefurcht sind. Durch die ungünstige Oberflächenstruktur kann es sehr leicht zu Karies kommen, und eine Versiegelung schützt die Zähne gut. Bevor man sich diese Überlegungen macht, sollte man jedoch alle anderen natürlichen Möglichkeiten ausgeschöpft haben:

- gesunde Ernährung
- regelmäßige Zahnpflege auch der Zahnzwischenräume
- homöopathische Therapie
- Behandlung mit Chakrablüten Essenzen, z.B. Zellessenz

Bei gesunden Zähnen eine solche Behandlung durchzuführen, ist dagegen eher als leichtsinnig zu bezeichnen, denn erst muß das gesunde Material aufgerauht werden, damit der Kunststoff haftet. Im Übrigen sollten wir uns auch darüber bewußt sein, daß ein gesunder Körper selbst einen Schutz aufbaut. Es gibt den sogenannten gesunden Belag, der die Zähne einwandfrei schützt. Wägen Sie deshalb von Fall zu Fall genau ab, wie Sie sich entscheiden möchten. Eine Patentlösung gibt es auch hier nicht.

Homöopathische Möglichkeiten

Wenn Sie in einer fluorarmen Gegend leben und die Nahrungsmittel sowie das Wasser wenig Fluor enthalten, dann können Sie **Calcium fluoricum** D 4 bis D 6, zwei- bis dreimal täglich 1-2 Tabletten, geben. Sogar der gelegentliche Gebrauch von fluoridhaltigen Zahnpasten wäre in diesem Fall nicht verkehrt. (Siehe auch Seite 21, fluoridhaltige Nahrungsmittel.)

Zahn- und Mundpflege

Zahnsteinprophylaxe

Zahnstein ist hart gewordener Zahnbelag (Plaque), der durch Zähneputzen nicht mehr verschwindet und ungünstige Auswirkungen auf Zähne und Zahnfleisch haben kann. Daher sollte er regelmäßig vom Zahnarzt entfernt werden. In der Regel reicht eine gute Zahnpflege aus, um Zahnstein vorzubeugen. Sinnvoll ist es, homöopathische Mittel vorbeugend gegen Zahnsteinbildung einzunehmen.

Das Grundmittel ist **Tuberculinum** und wird, wenn keine anderen Nosoden in Frage kommen, in regelmäßigen Abständen über einen längeren Zeitraum genommen.

> **Dosierung:**
> Man beginnt mit **Tuberculinum bovinum** LM30, 2 Tropfen, alle 4 Tage, und steigert die Potenz alle 3-6 Monate (LM60, 90, 120 etc.)

Zusätzlich können auch andere Mittel konstitutionell gegeben werden. Weitere wichtige Mittel bei Zahnsteinbildung sind:
Silicea marina und **Calculi renalis**.

> **Dosierung:**
> Diese Mittel werden in der Regel in niedrigen Potenzen gegeben, D3 - D12, 2 - 3 x täglich jeweils eine Tablette oder 5 Tropfen.

Ein Mittel, mit dem wir sehr gute Erfolge erzielt haben, sind **Erdbeerwurzeln**. Wir haben die Wurzeln von wildwachsenden Erdbeeren bzw. Walderdbeeren verwendet. Die Wurzeln werden kleingehackt und drei Tage in eine Flasche mit Weinbrand in die Sonne gestellt. Danach werden sie im Mixer fein püriert. Damit täglich die Zähne putzen und das Zahnfleisch mit dem Finger massieren. Dies beseitigt nicht nur den Zahnstein, sondern macht auch das Zahnfleisch gesund. Stillende Frauen sollten dieses Mittel nicht verwenden, da dadurch die Milch versiegen kann. Es gibt Erdbeerwurzeln auch als Fertigpräparat zu kaufen:
Fragaria vesca Urtinktur.

> **Dosierung:**
> Geben Sie drei Tropfen in wenig Wasser und spülen den Mund damit aus. Anschließend die Zähne putzen und das Zahnfleisch massieren.

Zur Pflege der Zähne und des Zahnfleisches eignet sich auch die **Rebaschen-Zahnpflege** aus der Hildegard-Medizin.

Ölziehen zur Mundreinigung und Entgiftung mit Chakrablüten Essenzen

Diese einfache ayurvedische Mundpflegemethode ist durch den russischen Arzt Dr. Karach im Westen bekannter geworden. Um die Wirkung zu vertiefen, empfehlen wir Chakrablüten Essenzen beizumengen. Außerdem kann man ihre positiven Auswirkungen im Mundbereich sehr schnell feststellen.

Dr. Karach führt aus: „Der eigentliche Grundsatz dieses Heilverfahrens besteht hauptsächlich im Schlürfen oder Saugen des Öls in der Mundhöhle. Der weitere Heilvorgang wird vom menschlichen Organismus vollzogen. Auf diese Weise ist es möglich, Zellen und Gewebe und alle anderen menschlichen Organe gleichzeitig zu heilen. Dadurch wird die Vernichtung der Mikroflora und damit die Zerstörung des menschlichen Organismus verhindert. Durch das Ölziehen wird das Gleichgewicht des Organismus wieder in Ordnung gebracht, und in seiner letzten Konsequenz kann sich auch die Lebensdauer des Menschen dadurch erhöhen."

Dr. Karach behauptet, daß mit seiner Methode sehr viele Stoffwechselkrankheiten geheilt werden können, z.B. Kopfschmerzen, Bronchitis, Zahnweh, Thrombosen, chronische Blutkrankheiten, Arthrose, Paralyse, Ekzeme, Magengeschwüre, Darmerkrankungen, Herz- und Nierenbeschwerden, Encephalitis und Frauenkrankheiten. Ferner wirkt sie vorbeugend gegen das Entstehen lebensgefährlicher Auswüchse, chronischer Blutkrankheiten, Lähmungen, Nerven-, Magen-, Lungen- und Lebererkrankungen und auch die epidemisch auftretende Schlafkrankheit.

Die Anwendung

Nehmen Sie auf leeren Magen einen Tee- oder Eßlöffel kalt gepreßtes Bio-Sonnenblumen-, Sesam- oder Kokosöl ein und spülen Sie den Mundraum mit sanften Saugbewegungen für ca. 15-20 Minuten kräftig aus. Förderlich für die Entgiftung und Reinigung ist die Zugabe von jeweils einem Tropfen der passenden Chakrablüten Essenzen: **Leberchakra Essenz**, **Zellessenz** oder **Putzfee Essenz** (www.lage-roy.de)

Wichtig: Das Öl darf nicht hinuntergeschluckt werden!

Es ist erst dickflüssig, dann wird es dünnflüssiger und wird ausgespuckt. Diese Flüssigkeit sollte jetzt so weiß wie Milch sein. Ist sie noch gelb, ist es ein Zeichen, daß das Spülen von zu kurzer Dauer war. Nach dem Ausspucken muß die Mundhöhle gründlich mit Wasser gespült und die Zähne mit der Zahnbürste gereinigt werden. Die ausgespuckte Flüssigkeit ist giftig. Es befinden sich in ihr große Mengen von Bakterien, verschiedene Krankheitserreger und andere schädliche Substanzen. Durch die kräftigen Saug- und Schlürfbewegungen wird der Stoffwechsel angeregt und ein dauerhafter Gesundheitszustand erreicht.

Welche Chakrablüten Essenzen dem Öl zufügen?

Die **Zellessenz** bildet immer die Grundlage. Ferner kommen folgende Essenzen in Frage:

– allgemeine Engiftung: Leberchakra E., Hüter der kosmischen Wahrheit
– Festigung lockerer Zähne: Jacumbofee, Milzchakra E., Wurzelchakra E.
– Parodontose: Gelbe Teichrose
– Vereiterung: Waldfee, Wurzelchakra Essenz, Zellessenz
– Zahnbeläge: Putzfee Essenz
– Zahnstein: Gelbe Teichrose E., Zellessenz
– Zysten: Waldfee Essenz, Zellessenz

Wann soll der Mund gespült werden?

Die Spülung wird am besten morgens vor dem Frühstück vorgenommen. Um den Heilprozeß zu beschleunigen, kann der Vorgang dreimal täglich vor dem Essen und mit leerem Magen wiederholt werden. Wie oft am Tage es praktiziert wird, sollte man dem Gefühl überlassen.

Wie lange soll die Kur durchgeführt werden?

Man muß so lange behandeln, bis sich im Organismus die ursprüngliche Kraft, die Frische und der ruhige Schlaf wieder eingestellt haben. Nach dem Erwachen darf keine Müdigkeit vorherrschen, und unter den Augen dürfen keine Tränensäcke mehr sein. Ein gesunder Hunger, ein guter Schlaf und ein ungestörtes Erinnerungsvermögen sollten sich eingestellt haben.

Anfangs kann sich eine scheinbare Verschlechterung bemerkbar machen, was bei manchen Patienten, die an mehreren Krankheiten zugleich leiden, durchaus möglich ist. Nach Dr. Karach gibt es keinen Grund, den Heilungsprozeß dann zu unterbrechen, auch wenn sich erhöhte Temperatur einstellen sollte. Eine Verschlechterung ist ein Zeichen dafür, daß die Krankheit verschwindet und der Organismus sich erholt.

Wir empfehlen, das Ölziehen nach einer Reaktion sehr zu reduzieren und auch die Mundbewegungen viel sanfter vorzunehmen. Wir können uns vorstellen, daß das Ölziehen nicht nur über die Reduzierung der Mikroorganismen wirkt, sondern auch über die Anregung der Muskulatur, wie das auch von der Yogalehre her bekannt ist.

Heftige Erkrankungen werden nach Dr. Karach innerhalb von zwei bis vier Tagen geheilt. Chronische Erkrankungen brauchen manchmal bis zu einem Jahr. Die eigentliche Heilung erfolgt nur während des Ölschlürfens.

Schutz vor Röntgenstrahlen

Erfahrungen mit dem Mittel X-Ray nach Panoramaaufnahme der Zähne

Ohne Röntgenaufnahmen ist es in der Zahnheilkunde häufig unmöglich, genaue Diagnosen zu stellen. Röntgenstrahlen sind nicht ungefährlich. Sie können Krebs erzeugen und zu Veränderungen des Erbgutes führen, deswegen muß bei einer Röntgenaufnahme der Zähne der übrige Körper, besonders die Fortpflanzungsorgane, mit einer Bleiplatte abgedeckt werden.

Am gefährdetsten sind natürlich, trotz starker Schutzmaßnahmen, die Personen, die täglich die Aufnahmen machen müssen.

In unserem homöopathischen Ratgeber „Schutz vor Strahlenbelastung – Radioaktivität, Röntgen und Sonne" beschreiben wir das Wesen des homöopathischen Mittels X-Ray. Es wird aus Milchzucker hergestellt, der mit Röntgenstrahlen bestrahlt wird. Zur Abrundung des Arzneimittelbildes in dem erwähnten Ratgeber folgt hier ein Erfahrungsbericht mit X-Ray.

Es handelt sich um eine Patientin, deren Wirbelsäule als Kind sehr oft geröntgt wurde und bei der als Erwachsene das 4. Mal eine Panoramaaufnahme des Kiefers gemacht wurde. Sie sollte eigentlich das Mittel vor und nach der Röntgenbestrahlung einnehmen. Da das Mittel kurzfristig nicht zu beschaffen war, verzögerte sich die Einnahme.

„Etwa 6 Stunden nach dem Röntgen fing ich an, mich schlapp zu fühlen. Die Lymphdrüsen im Halsbereich schwollen an, und in der Nacht kamen Kopfschmerzen hinzu, vor allem beim Beugen auf die linke Seite beim Stillen meines Kindes. Die Nackenmuskulatur wurde fest, und ich spürte eine Stauung. Ich schwitzte in der Nacht sehr stark, und der Schweiß roch sehr schlecht, was für mich ungewöhnlich war. Eine gewisse Erleichterung konnte ich mir, wie auch früher schon, mit Lymphdiaraltropfen verschaffen.

Dennoch bekam ich in den nachfolgenden Tagen eine Kopfgrippe. Ob diese durch die Röntgenaufnahmen begünstigt wurde oder unabhängig davon entstanden war, kann ich nicht mit Gewißheit sagen.

Zwei Wochen später nahm ich zum ersen Male X-Ray D 30, 2 Tropfen ein. Das Mittel begann sofort in meinem Körper zu „arbeiten". Es kam zu einem spontanen Aufstoßen, ich fühlte mich müde, aber sehr entspannt, meine Beine waren ganz schwer, als ob etwas nach unten abgeleitet würde, und mein Kopf wurde völlig frei. Ferner kam es zu einer spontanen Abschwellung der Lymphdrüsen. Ich hatte den Eindruck, etwas

*Gestautes fließt nach unten ab. Die Ausscheidung wurde angeregt, und ein Gefühl von tiefem wohltuendem Loslassen überkam mich, vor allem im Bauchraum und den Fußgelenken. Ich wiederholte **X-Ray** noch zweimal in den folgenden Tagen.*
Beeindruckend finde ich die seelische Auswirkung. In der „Bachblütensprache" würde ich es so beschreiben, als ob ich aus einem Oak-Zustand kurzfristig in einen Clematis-Zustand rutsche mit Schwindel und Wegdriften, der dann einem Zustand von tieferer Gelöstheit und Gelassenheit weicht. Ich bin nicht mehr so angestrengt, alles findet mehr sein momentan stimmiges Maß." (Laura Valentin)

Weitere Mittel und Essenzen zur Amalgamausleitung (Nachtrag zu Seite 66)

In der Homöopathie sind etwa 90 Mittel zur Quecksilberausleitung bekannt. Zur Unterstützung der Entgiftung vom Amalgam, besonders bei dessen Entfernung, sollte Ihnen Ihr Homöopath ein Mittel individuell aussuchen.
Auch bei der Amalgamentfernung gilt das Ähnlichkeitsprinzip. Je individueller das Mittel für Sie ausgesucht werden kann, desto wirksamer ist es auch. Für den Fall, daß eine individuelle Behandlung nicht möglich ist, kommt die bereits beschriebene Methode zur Anwendung.

Die wichtigsten homöopathischen Mittel sind:

Argentum metallicum, Aurum, Belladonna, Calcium carbonicum, Carbo vegetabilis, Hepar sulfuris, Kalium iodatum, Lachesis, Natrium sulfuricum, Nitricum acidum, Phytolacca, Staphisagria und Sulfur.

Folgende **Chakrablüten Essenzen** unterstützen die Entgiftung von Schwermetallen und können zusätzlich zu den homöopathischen Mitteln gegeben werden:
California Dream, Hüter der kosmischen Wahrheit, Leberchakra Essenz, Sunrise Essenz.
Auch für sie gilt: Nicht alle zusammen einnehmen, sondern nur die jeweils passenden. Je nach Schwere der Symptome 1-3x täglich 2-5 Tropfen von der oder den passenden Essenzen einnehmen oder beim Ölziehen mit einsetzen.

Hilfreiche Adressen

BNZ – Bundesverband der naturheilkundlichen Zahnärzte in Deutschland e.V., www.bnz.de

GZM – Int. Ges. für Ganzheitliche ZahnMedizin e.V., www.gzm.org

BBFU – Bundesverband der Beratungsstellen für Umweltgifte e.V., www.bbfu.de

Weiterführende Literatur

Balters, Werner: Die Technik und Übung der allgemeinen und speziellen Bionatortherapie, Die Quintessenz 5, 1964

Becker, Werner: Ein Umdenkungsprozeß ist im Gange: Wege von der Behandlung lokaler Symptome hin zu einer Therapie, die an der Ursache ansetzt, In Bordewieck & Talkenberger (Hrsg.)

Bordewieck, Eckart & Talkenberger, Peter: Zahnmedizin im 3. Jahrtausend. Wie heute schon (fast) jedes Zahnproblem gelöst werden kann, Möwe-Verlag Idstein, 1991

Dahl, Ole: Die Zahnheilkunde der Zukunft. In: Bordewieck & Talkenberger (Hrsg.): Zahnmedizin im 3. Jahrtausend.

Feldhaus, Heinz-Werner: Homöopathie und ganzheitliche Zahnmedizin, Sonntag-Verlag Stuttgart, 1995

Gauthier, Yves: Das Gesundheitsbuch für die Zähne. Scherz, Bern/München 1992

Meuris, Jean: Homöopathie in der zahnärztlichen Praxis, Haug-Verlag Heidelberg, 1988

Hey, Hanns-W.: Ratgeber Zähne, Ullstein Verlag Berlin

Daunderer, Dr.: Amalgam – Patienteninformation, Ecomed Verlag, Landsberg, 1993

Hofmann, Ulrike: Krank durch Amalgam – und was dann?, GeMut-Verlag, Marburg, 1994

Kieler Amalgamgutachten, 1997, Amalgamschäden gutachterlich bestätigt, www.paracelsus.de

Koch, Dr. Wolfgang: Kinder-Zahnheilkunde und -Kieferorthopädie in Zeitschrift VHK , Verlag Volksheilkunde, Bochum, 47. Jahrg. Mai 1995 Nummer 5

Markert, Christopher: So pflegen Sie Ihre Zähne, Goldmann-Verlag, 1987

Rossaint, Alexander L.: Ganzheitliche Zahnheilkunde, Haug-Verlag Heidelberg, 1991

Strobel, Hermann: Das Zahnweh, subjektiv genommen ... über Zähne, Zahnschmerzen, Zahnärzte und ihre Bedeutung für den Seelenfrieden, Walter-Verlag, Olten 1990

Weidemann, Marion und Martin Völkner: Au Backe – ein Gebrauchsbuch über Zähne, Au Backe Verlag Völkner und Weidemann, Heidelberg, 1987

Wettingfeld, Dr. med. dent. Bodo: Zähne und Psyche. Es gibt keine Krankheit ohne seelische Ursachen, Deutsche Zeitschrift für Biologische Zahnmedizin 8, 2 (1992) https://bodowettingfeld.jimdofree.com/fachartikel/

Zahnmetall-Ratgeber: Herausgeber Selbsthilfegruppe für Zahnmetallgeschädigte, Kiel, 1995

Literatur zum Artikel „Motzko-Schölß" von Seite 62
1) *Smerz, Dr. Peter:* „Amalgam – die verharmloste Zeitbombe", Hippokrates Akademie Verlag 1986
2) *Daunderer, Max:* Amalgam. 6., völlig überarbeitete Auflage. ecomed, Landsberg am Lech 2000, Sonderdruck aus *Handbuch der Amalgamvergiftung.*
3) *Raue, Dr. med Hans:* „Amalgam als Krankheitsursache", Sitzungsbericht der 140. Versammlung des Vereins Rheinl.-Westfäl. Augenärzte, 1981 (Blücherstr. 7, Wiesbaden)
4) *Nash, Eugene B.:* „Leitsymptome in der homöopathischen Therapie", Haug Verlag, Heidelberg
5) „Kent's Arzneimittelbilder", Haug Verlag, Heidelberg

Das Praktische Repertorium von Ravi Roy
mit vielen praxisrelevanten Ergänzungen

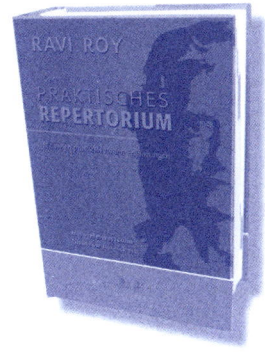

- Das Kentsche Repertorium neu übersetzt, seine Struktur optimiert und mit einer Vielzahl von zum Mittel führenden Symptomen aus über 40 Jahren Praxiserfahrung
- H.C. Allen, renommierter homöopathischer Autor, Lehrer und Praktiker schrieb: „Mit dem Einsatz von Nosoden eröffneten sich ungeahnte Heilungsmöglichkeiten in meiner Praxis"
- Erweiterung um 48 neue Nosoden mit ihren hinweisenden und wesentlichen Symptomen. Drei neue Sarkoden (wichtig bei Störungen und Blockierung der Hormondrüsen) und zwei neue Imponderabilien (Überempfindlichkeit auf Energien)

1. Auflage 2006
1355 Seiten, gebunden
fünffarbig mit Schutzumschlag

Homöopathie – ein Lebensweg
Mit diesem Lehrgang können Sie die Homöopathie auf Ihre individuelle Weise erlernen

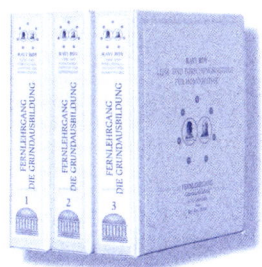

Inhalt: Auf der Basis bewährter wissenschaftlicher Grundsätze Samuel Hahnemanns; mit den wichtigsten großen Arzneimittelbildern, übersichtlichen Heilprinzipien und illustrierten Fallbeispielen; mit Fragen- und Antwortkatalog; verständlich erklärte medizinische Fachbegriffe

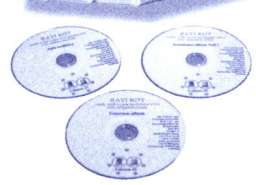

Aufbau des Lehrgangs: 36 Einzellektionen mit 50 Haupt- und über 100 kleineren Mitteln, Arzneimittelvergleichen und Repertorisationsübungen; jede Lektion besteht aus einem theoretischen und praktischen Teil, den Arzneimittelbildern oder -vergleichen; die 50 Hauptmittel sind auch auf Audio-CDs gesprochen; einen Ordner mit 6 Lektionen erhalten Sie alle sechs Monate; Ausbildungsdauer: 3 Jahre, kann auf Wunsch gerne auch beschleunigt werden

Die Audio-CDs erleichtern das Lernen

Am Ende des Lehrgangs erhält der/die Teilnehmer/in eine Teilnahmebescheinigung mit Urkunde. Es besteht die Möglichkeit, die Supervisionstreffen zu besuchen. Nach dem Lehrgang können Sie an einer Vertiefungsausbildung mit vielen praktischen Fall- und Repertorisationsübungen teilnehmen, die auch zur Vorbereitung auf die anschließende Prüfung dient und mit einer Zertifizierung abschließt.

Anmeldung und nähere Informationen:
Ravi Roy, Lehr- und Forschungsinstitut für Homöopathie
Burgstraße 8
82418 Riegsee-Hagen
Tel. 08841-2699

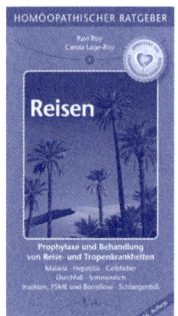

HR 1 – Reisen

Für Ausflug, Fernreise, Trekking-Abenteuer oder Geschäftsreise. Homöopathie bietet einen verantwortungsbewußten, gesundheitsverträglichen Schutz vor Reisekrankheiten, Malaria, Borreliose etc.

Enthält die Beschreibungen der wichtigsten Chakrablüten Essenzen für Reisende.

Mit praktischen Reitern zum schnellen Auffinden.
Im handlichen Westentaschenformat, 168 Seiten
17. Auflage 2021
ISBN 978-3-929108-77-1

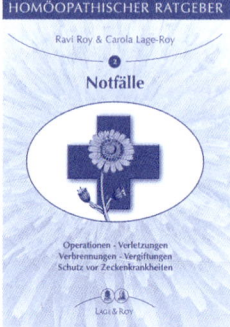

HR 2 – Notfälle

Ein Standardwerk, das in keinem Haus fehlen sollte. Hilfreich bei der homöopathischen Vorbereitung auf eine Operation. Es setzt sich mit allen Arten von Verletzungen, Vergiftungen, Verbrennungen (Baumwollhauttransplantations Methode), Knochenbrüchen und Schutz vor Tetanus auseinander.

88 Seiten, 14. Auflage 2019
ISBN 978-3-929108-02-6

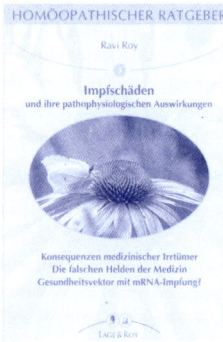

HR 3 – Impfschäden und ihre pathophysiologischen Auswirkungen

Hier erfahren Sie, welche Krankheiten durch toxische Impfzusatzstoffe und Pathogene entstehen. Eine große Klarheit in den aktuellen Stand der Impfthematik bringen die gut recherchierten Hintergründe über Edward Jenner, den Erfinder der modernen Impfungen.

176 Seiten, 1. Auflage 2021
ISBN 978-3-929108-27-9

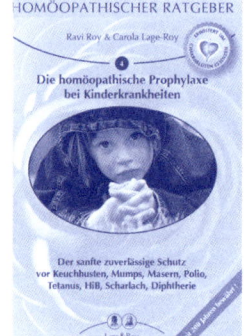

HR 4 Die homöopathische Prophylaxe bei Kinderkrankheiten

Einführung in die Homöopathie, Geschichte der Impfungen und der Impfkritik. Schutz vor Keuchhusten, Masern, Mumps, Röteln (auch für Schwangere), Polio, Tetanus, Diphtherie, HiB und Scharlach. Chakrablüten Essenzen zur Stärkung des Immunsystems.

104 Seiten, 15. Aufl. 2021
ISBN 978-3-929108-02-6

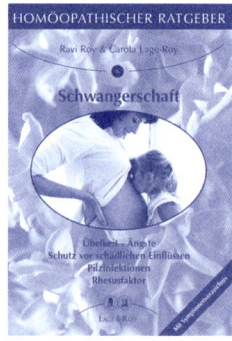

HR 5 Grippe – Erkältungskrankheiten

Mit diesen bewährten Mitteln kommen Sie gesund durch die Erkältungszeit! Sie erfahren, wie Sie sich sicher vor Infekten einschließlich der Grippe schützen, aber auch behandeln können. Mit ausführlichem Symptomverzeichnis und Organaufbaumitteln.

152 Seiten, 7. Auflage 2017
ISBN 978-3-929108-05-7

HR 6 Schwangerschaft

Gerade in der nebenwirkungsfreien Schwangerschaftsbehandlung liegt die Domäne der Homöopathie. Sie wirkt heilsam auf die Erbanlagen der Mutter, wodurch dem Kind eine gesündere Basis für sein ganzes Leben gegeben wird. Welche Risiken tragen Routineuntersuchungen? Rhesusfaktorunverträglichkeit ist heilbar.

160 S., 12., überarbeitete Auflage 2008
ISBN 978-3-929108-06-4